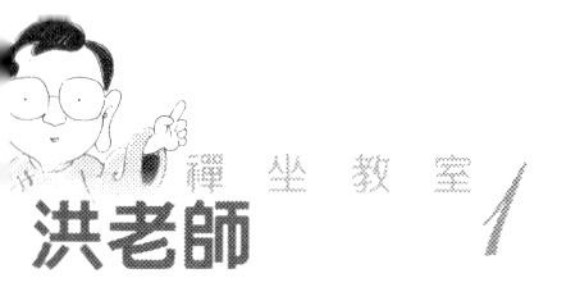


MEDITATION

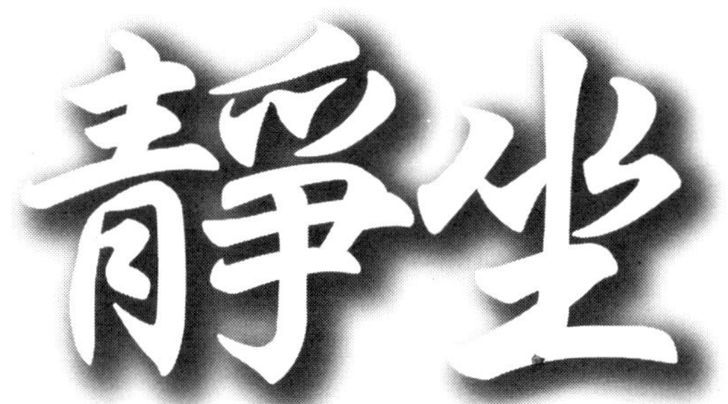


## 長春、長樂、長效的人生

◎作者——洪啓嵩

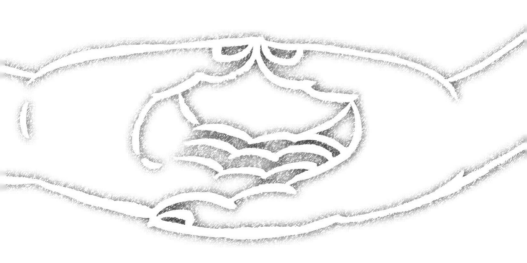

CONTENTS
目錄

PART·········❷

# 靜坐前的準備

PART……… ❸

# 靜坐的姿勢

PART………❻

## 怎麼印證你的收穫

# 出版緣起

在人類的生命發展史上，禪定是最精緻，也是最深奧的生命學問。透過坐禪，使人類在身體與心靈上，發展出最極緻、圓滿的境界。因此，把禪定視為人類生命發展上最光明的寶珠、最究竟的高峰，並作為人類精神文明的代表，可以說是最恰當的。

但是，在過去的經驗當中，禪定往往是投注無比身心精力，透過長期專注修持者的專利品，他們雖然獲得許多珍貴而圓滿的生命經驗，為人類生命開拓出光明的成果，但是，他們卻宛如人類生命中的貴族一般，是少數擁有無比珍貴生命發展的奧義及技術者，往往無法普及於大眾，使人類的身心性命普遍提昇，實在十分可惜！

因此，如果能讓禪定的智慧及技術，普及於人間，使每個人都能自在適意的學習正確而直捷的禪法，並獲得身心增上的果實，而使人類生命更加發展、昇華，並進化得更加圓滿，實在是這個時代的重要課題。

二十一世紀是充滿各種可能的時代，人類向上發展

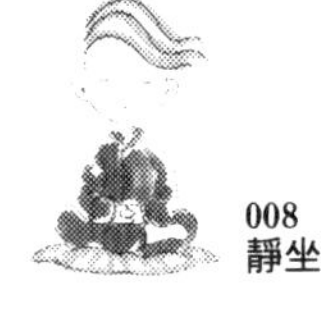

或向下沈淪，都充滿了未定之機。人類要使自己更加進化，或在生技世界中物化，甚至失掉人自身的認知，更是重要的關鍵時刻。因此，這是一個擘劃人類嶄新願景，與再次普遍昇華人類生命的新世紀，而坐禪正是這一智慧、生命昇華的重要觸媒。

所以，這個禪坐教室，就是為了使過去人類偉大的生命貴族們所成就的身心境界，迅速而普遍的落實到所有的生命，使每個人的身心，都得到進化昇華而成立。

這個禪坐教室，可以說是為所有想增長昇華身心的人，所規畫的完整訓練課程。希望提供所有的人，從初級的靜坐，到專修禪法的完整修學指導與諮詢，讓所有希望學習的人，正確、迅速、翔實的學習靜坐，並獲得禪法改善身心的圓滿果實。

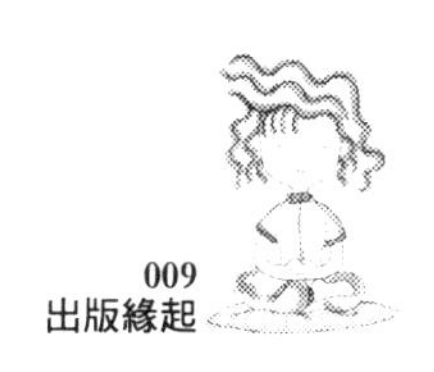

# 作者序

靜坐能使身體健康、延緩老化、青春長壽。

靜坐能放鬆心情、減低壓力、遠離憂鬱、喜悅安樂。

靜坐能增長智能、平衡ＥＱ、提高工作效率、促進家庭幸福及事業發展。

靜坐能讓自己的心靈覺醒、自主、自在，更加的寬宏慈悲，具有更高的生命願景，使自己的人生更加的圓滿。

靜坐在身體、心靈及生活、事業上，都能幫助我們得到更理想的增長，使我們的人生更幸福，具有更廣大的生命能量，成就圓滿的人生。

尤其身處二十一世紀的今日，人類面臨愈來愈大的身心壓力與生活抉擇，我們如果能以正確而有效的靜坐方法，來替自己的身心、性命加分，必定能夠創造出更加璀璨美麗的生命境界！

因此，為了使大家能以最簡易而清晰的方法，來學習正確有效而深奧的靜坐方法，特別為希望正確而有效學習靜坐者編纂此書。

自從十歲開始修習靜坐以來，我嘗到了許多的困頓與歡喜。五歲時，親眼目睹家中的員工，由於工廠爆炸受傷，而慢慢在我眼前掙扎死去，再加上父親在七歲時

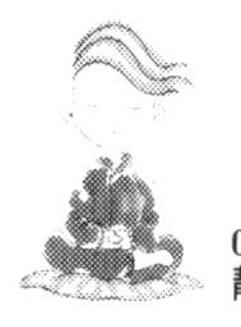

因車禍而離世，因此死亡的陰影，一直籠罩著幼小的心靈。而我更害怕將來親人是否會一一離去。

所以，為了追求無死的方法，我開始尋求各種方法；也因此開始學習靜坐、禪法，在學習的過程中，求法、修學的艱辛，與身心劇烈的困頓，真不足以向外人道也！

也因此，我一直期望以無隱無私的態度，以最簡單、有效的方法，來幫助學習者能安心愉快的學習靜坐禪法，並得到身心性命增長的善事與利益。

所以，從事靜坐禪法教學二十幾年來，經由教學相長，不斷的修正突破。因此現在就將這些學習與教學的成果，呈現在大家的眼前。

本書除了能讓初學者，乃至已曾學習的人，都能迅速有效的學習之外，更能使學人避免在學習靜坐的過程中，由於說明艱澀、模糊，乃至觀念錯誤，而造成學習靜坐的困境。本書能讓大家能很快獲得靜坐的效益，乃至於深入禪定，得到更深刻的智慧。

本書有完整的靜坐教學，從靜坐環境、時間、用具、衣著、飲食、運動等初學靜坐的準備，到正式學習靜坐的姿勢、方法與結束靜坐的步驟、按摩等都完整的教授，讓學習者依據此書，就能按照書中的圖文，迅速的理解與學習。而書中最後的學習成果的檢測、與身心變化的解說，能讓學習者印證自己的學習成果。

此書是正確學習靜坐的重要平台，希望有心學習靜

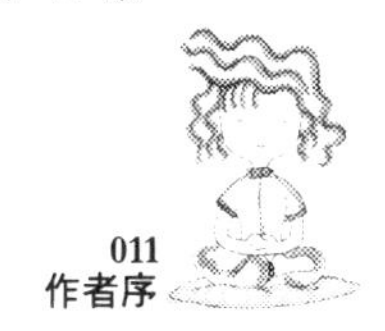

坐及已修學靜坐者，都能得到助益。當然此書更能成為學習靜坐的延伸平台。「靜坐」是本系列的首部曲，未來這個系列將陸續出版幫助大家深入學習靜坐的好書，獲得坐禪廣大的利益！

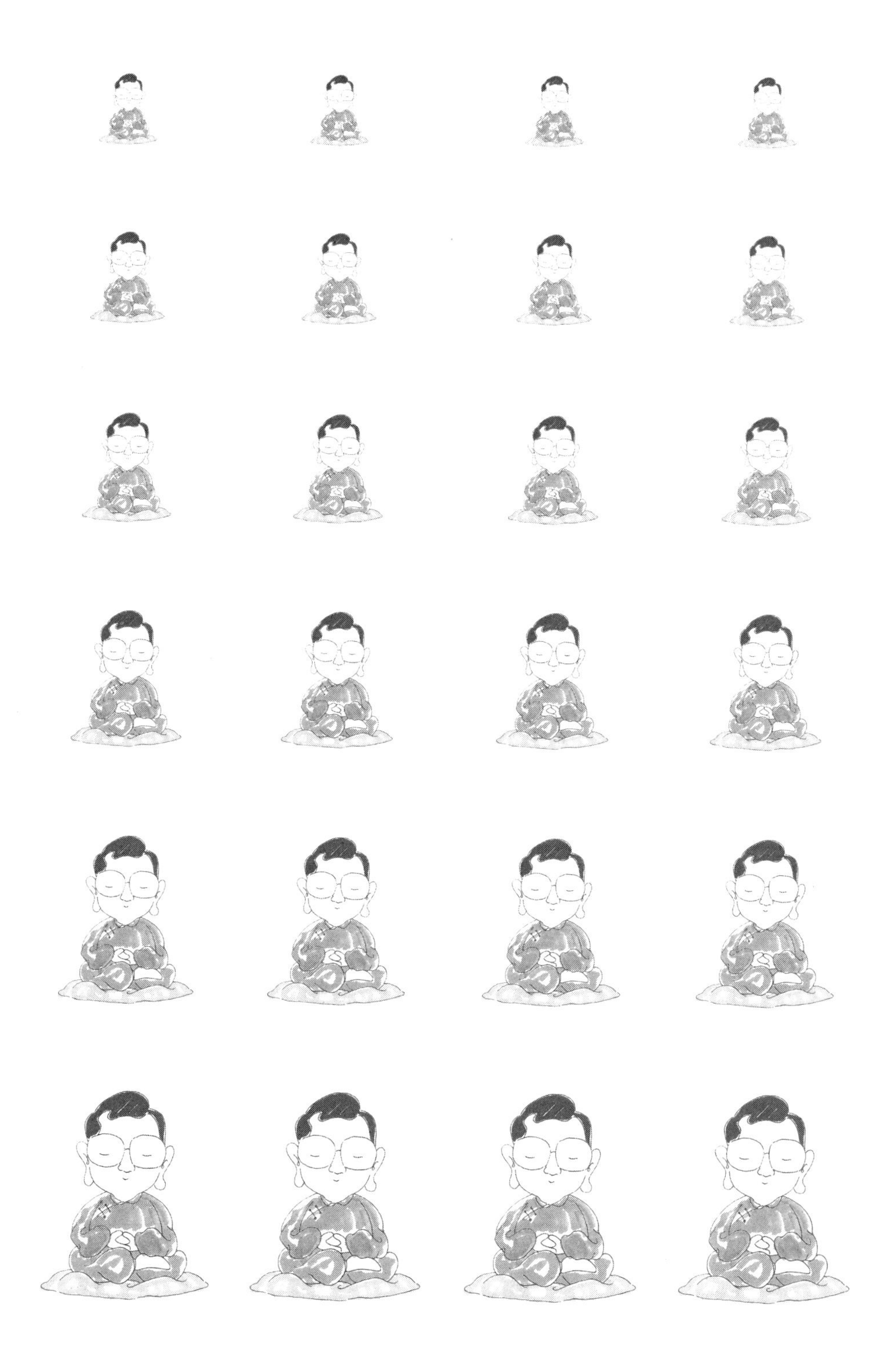

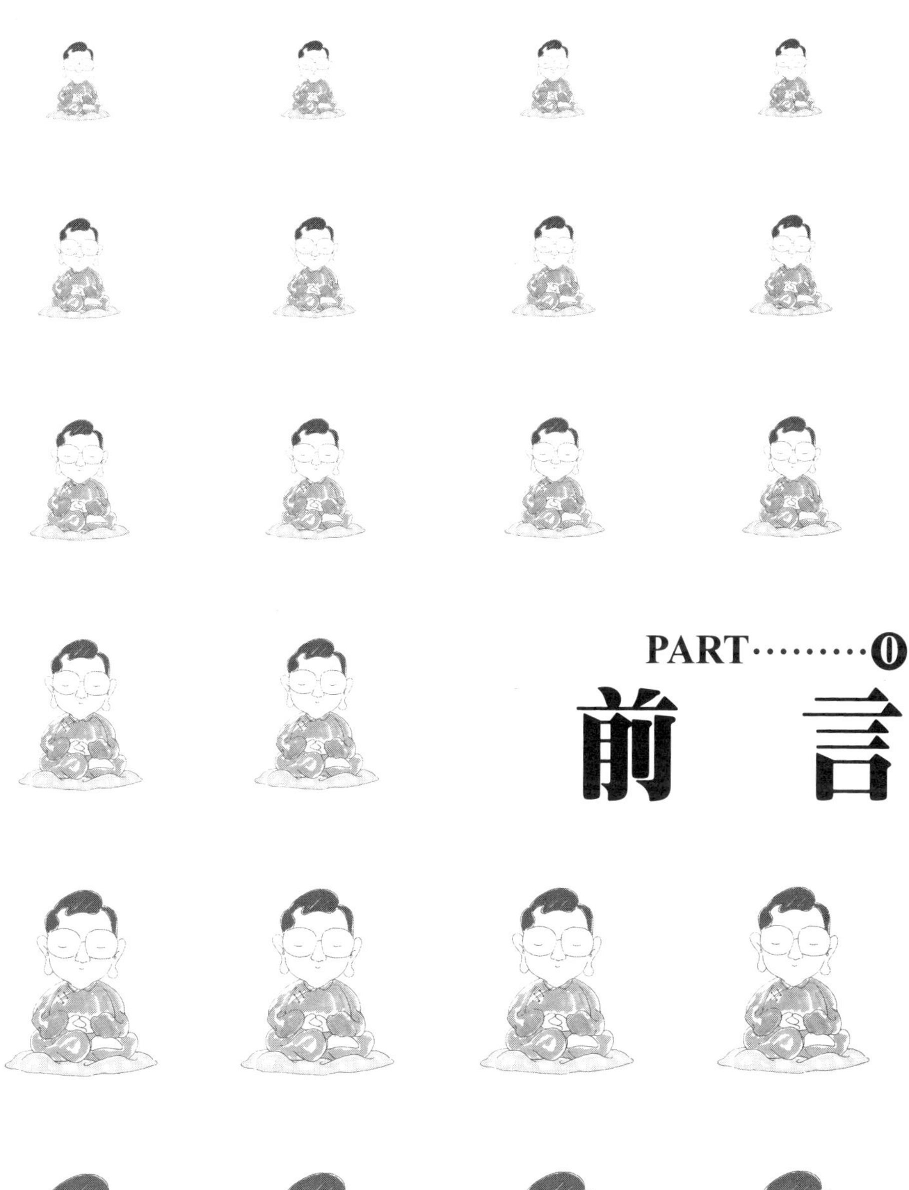

# PART⋯⋯⋯0
# 前　言

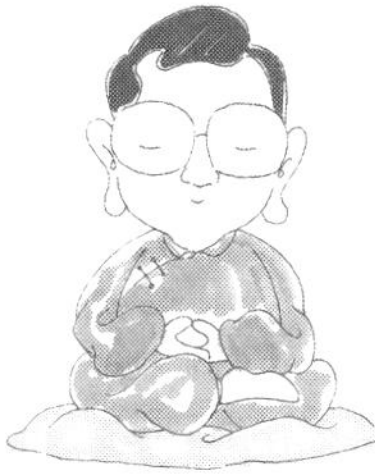
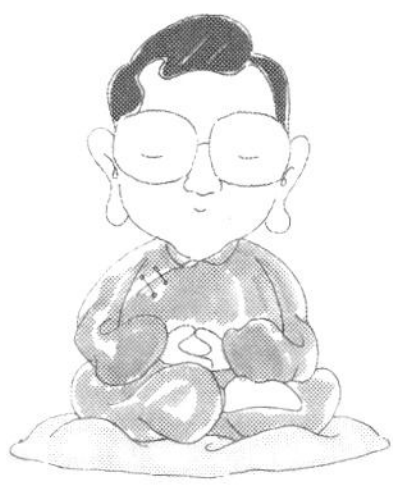
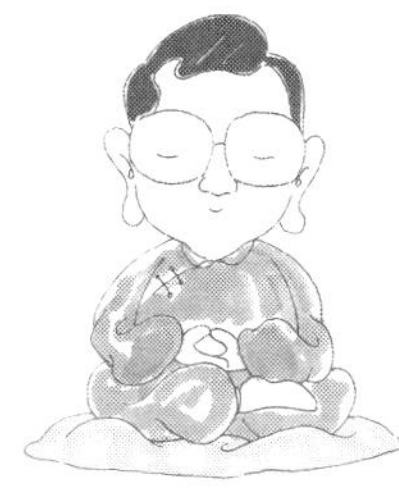
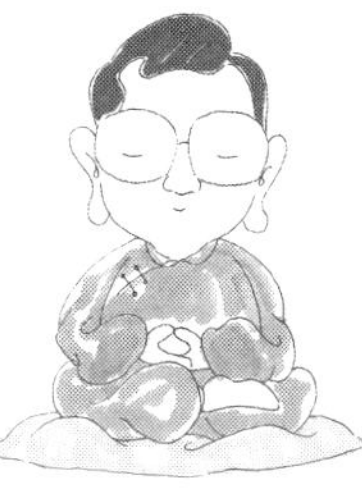

# 什麼是靜坐？

幾乎每個人都期望健康快樂的身心，幸福美滿的人生，但是並不是每個人都可以達到的。

要圓滿幸福的心願，必須抉擇正確而且有效率的方法。靜坐正是開啟幸福人生的關鍵。

我們可以用經濟學的理論來說明這個道理：經濟學的基本原則，就是：以最少的投入，獲得最大的產出。同樣的，生命資源也是有限的，我們可以用「生命經濟學」的觀念，靜坐正是一個以最少的生命投入，就能獲取最大的生命產出的好方法！

透過靜坐，你可以擁有「三長」的人生——長春、長樂、長效的生命：

長春——長壽而健康、青春的人生。

長樂——除了擁有長壽、長春之外，而且喜悅快樂的人生。

長效——永遠有價值、有效率的人生。

靜坐能幫助我們的人生具足以上三個要點，創造長

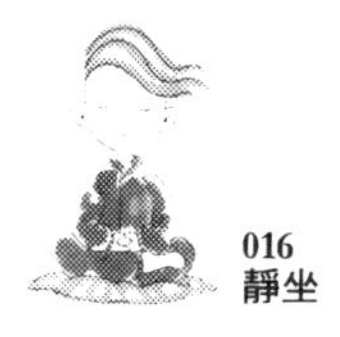

春喜悅的一生！

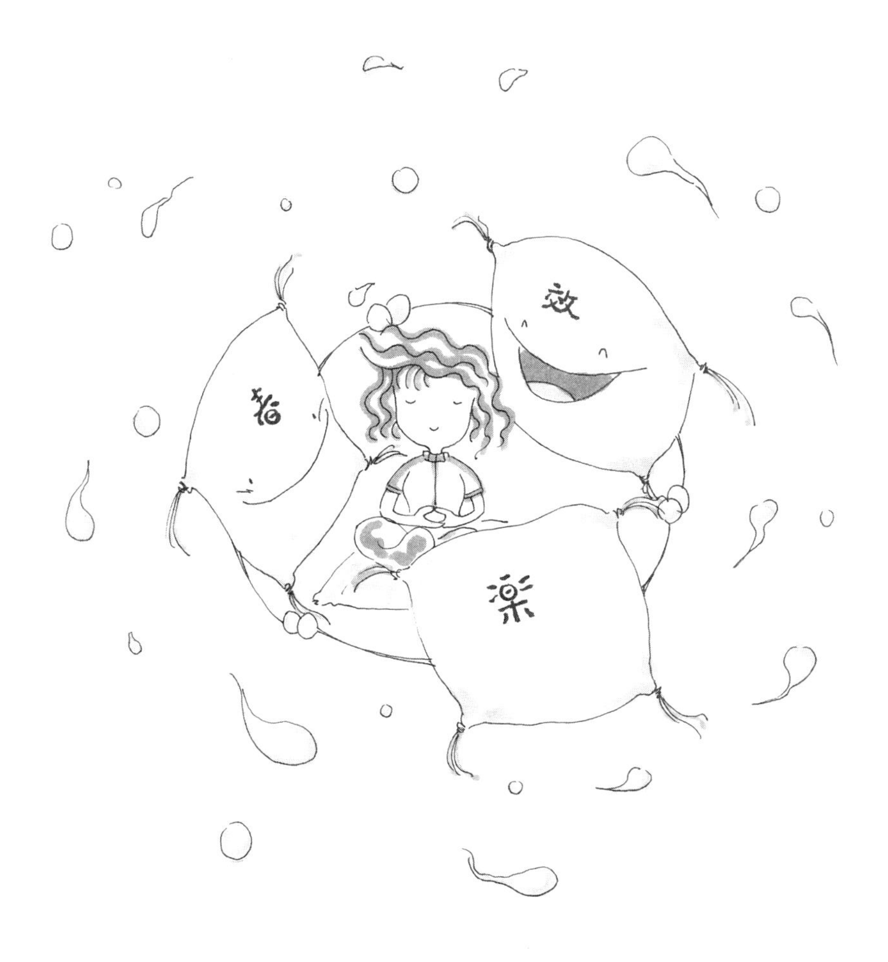

靜坐可以讓我們擁有「三長」的人生

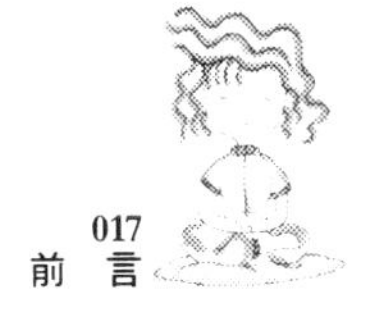

靜坐，能幫助我們達到這長春、長樂、長效三長的人生。

什麼是靜坐呢？

簡單的說，靜坐就是用正確的觀念和有效的方法，來幫助我們的身心獲得安住統一，提昇身心健康，並產生心靈力量的方法。

人類在最寂靜的狀況裡，身心會產生很多變化，而將這些方法有系統的整理出來，就是禪的法門。靜坐原本是修學禪定的入門方法，在此，我們簡單介紹幾個和靜坐相近的名詞，如：「禪」、「定」、「坐禪」等名詞的意義。

所謂「禪」，是由印度的梵語「禪那」（dhyāna）翻譯而來的，又簡稱為禪，原義是寂靜審慮的意思，是一種使心靈安住在定力和智慧均等狀況的方法。因為禪後來也成為修練身心安住與提昇心力與智慧的方法總稱，因此，這一類修心的方法，就稱為坐禪了。

坐禪起源於何處呢？

人類坐禪的起源，最早是源於古代印度婆羅門教的修行者，在森林中坐禪修行而產生的。當人類的身心在極為寧靜、統一的狀況下，會產生許多不可思議的變

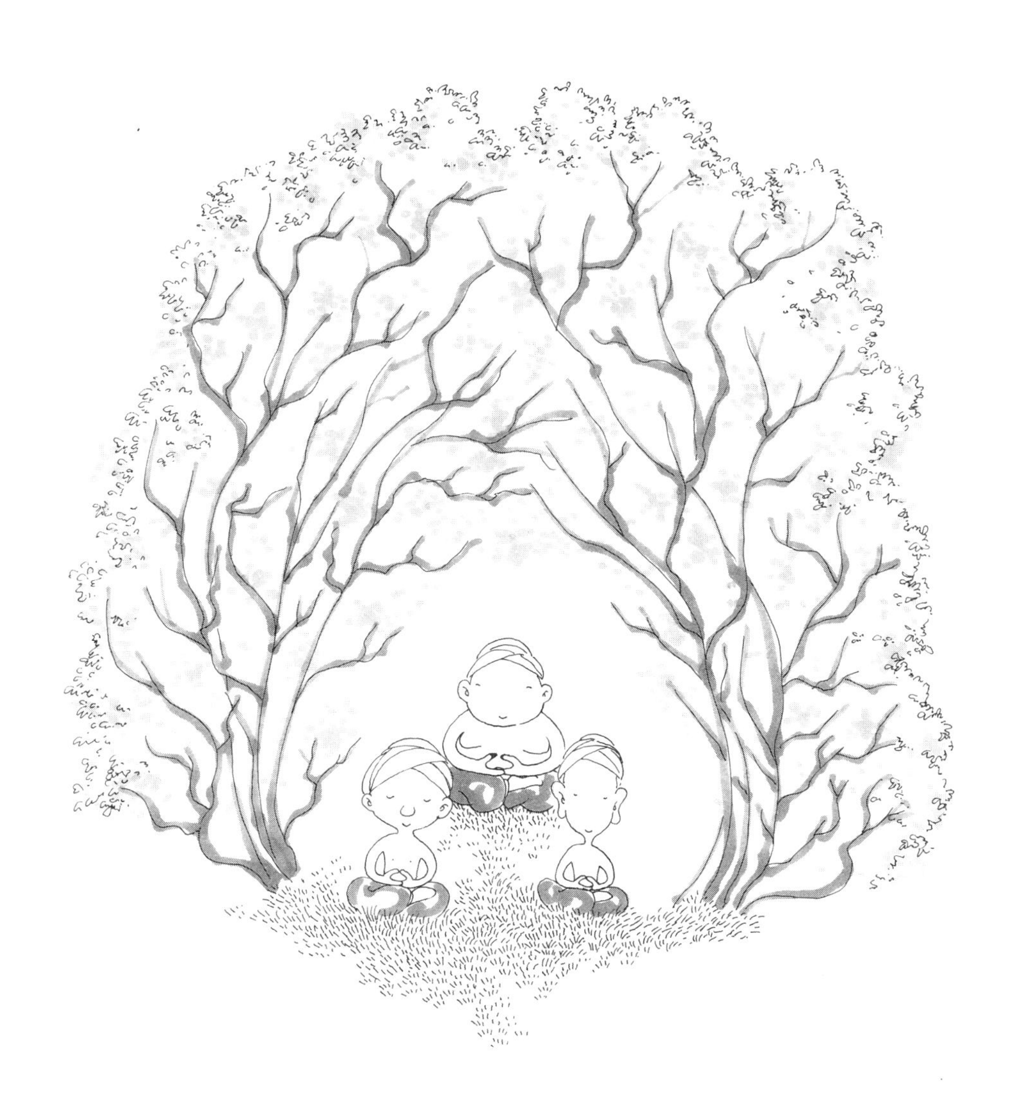

人類靜坐最早源於古代印度婆羅門教的修行者，
在森林中靜坐、修行而產生的。

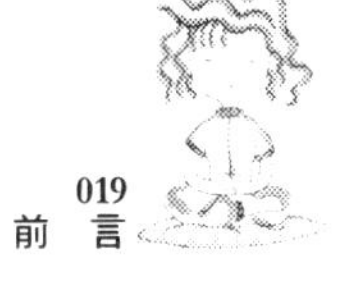

化，後來這些記載散佈在修行的記錄裏，進而使坐禪不可思議的效用逐漸被發覺。而坐禪的方法，第一次系統化，並構成可供使用的方法，則是佛教的創始者釋迦牟尼佛。

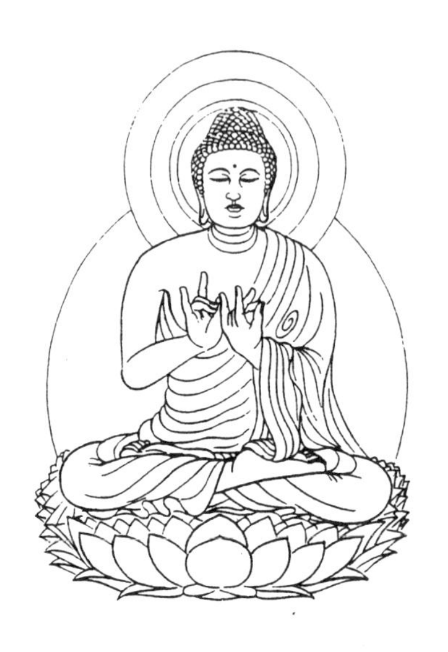

——佛教創始者：釋迦牟尼佛，首先將靜坐的方法系統化的第一人。

在坐禪方法上，大致可以分為「止」和「觀」兩種類型。

第一種類型就是止住各種妄想，以便心念專注於一境，而進入完全寂靜境界的方法。

當我們的身心進入止、定的寂靜境界時，自然而然的，生命中的煩惱與負面力量，就像大海平靜無波一樣的停息了。這時候，煩惱在心靈中不會生起作用，自然心平定安穩。而身體中的負面能量、不良的分泌與疾病產生的原因、疾病的現象，都會停止作用。我們的身心自然能快速恢復健康、增加免疫力量，得到長春自在的力量。這一類方法，稱為「止」。

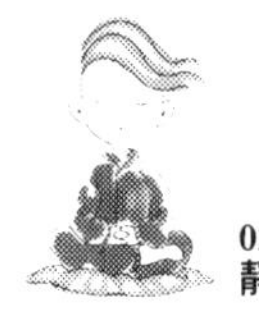

另一種類型是應用專一寂靜的定心，來反向觀察自身的心念，觀照思惟，以產生智慧。當這種觀照的智慧生起時，自然能產生正面而光明的力量，使自己的煩惱妄想消除，身心不再產生致病的根本力量。而且能體悟身心的實相，掌握身心健康的契機，創造愉悅幸福的原動力，讓身心的疾病障礙，快速痊癒，迅速獲得健康，增進養生的能力。這一類方法，稱為「觀」。

「止」的方法、「觀」的方法，都是很好的靜坐入門方法。而「定力」、「智慧」則是修禪的結果。「定力」、「智慧」不只能使我們身心得到完全的健康，甚至產生許多奇妙的力量，能讓我們開悟解脫，具有圓滿的智慧。

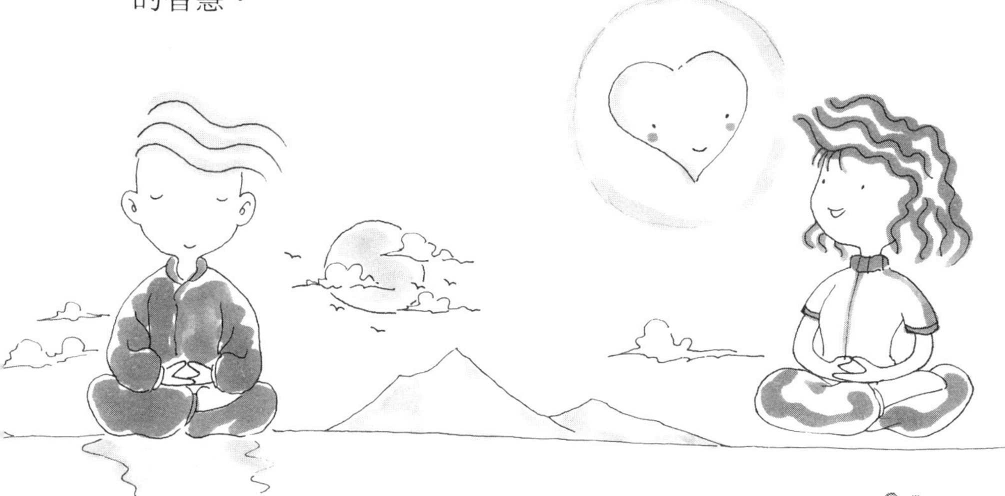

**靜坐的方法大致可分為「止」與「觀」兩大類型**

# 2 靜坐的好處

和古代的人比起來，我們可以找到更多需要學習靜坐的理由。

現代是一個充滿身心衝擊的時代。我們即將面臨的環境和過去相較之下，已經產生空前的變化。以每分每秒的呼吸來說，空氣污染，使我們的呼吸系統惡化，臭氧層的破裂，使我們完全沒有防護的曝露在紫外線之中，太陽變成越來越毒。都市叢林，使我們的生活環境的享受在某些方面成長得很快，卻也造成身心莫大的負荷，電子資訊的充斥生活是最明顯的例子。

從人類開始有文字、壁畫、書簡的產生，其中經過長時間的演變，而進入在紙上書寫的階段，此時人類文明的進步就更快了。

而印刷術的發明，使人類文明演化的速度更快了，但基本上還算穩定。從鉛版印刷到電腦排版，緊接著從機械印刷變成完全的電子化，透過網路，大量的資訊充斥，而大部份的人還來不及獲取有效的資訊，反而先產

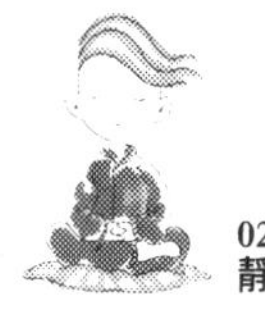

生了資訊焦慮。

靜坐，可以讓我們在日漸惡化的環境下，保有最佳的身心狀況。靜坐能自然增進我們身體的各種解毒的能力，幫助我們防禦空氣、水、食品、噪音等各種現代的污染，正確判斷、過濾有效資訊。

## • 靜坐能有效解除壓力

靜坐不但能防護我們的身體，在消除精神上的各種壓力也有顯著的功效，如：精神耗弱症、身心症及躁鬱症等各種心靈上的困擾，有著顯著的功效；能激發我們身體的覺醒，使感覺變得更敏銳，能覺察各種身心環境的訊息，適當的反應。

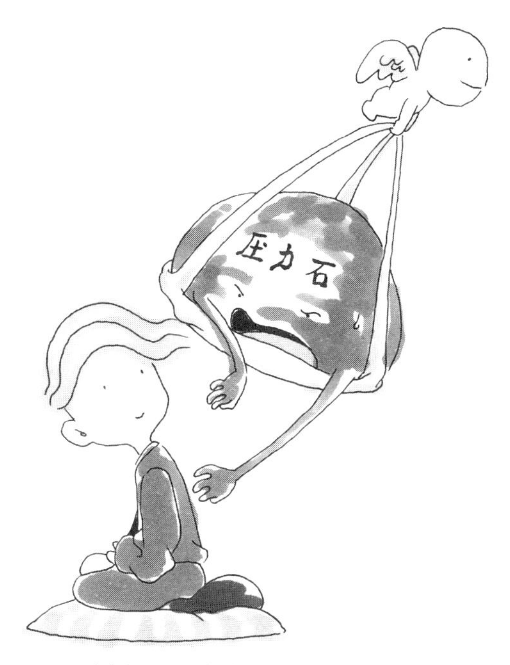


**靜坐可以改善身心壓力**

靜坐是防治疾

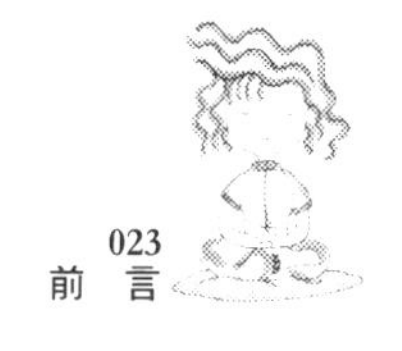

病的根本之道，能發揮我們生命中本有的能力，強化自我療癒的能力，除了全面性改造身體、強化健康之外，靜坐對慢性疾病特別有改善的功效，如肝病、氣喘，以及腸胃疾病……等等都有極大的改善能力。

當身體在靜坐中開始變化之後，身體細胞的快速更新，我們可能在幾年之後就擁有全新的身體。這些身體的細胞在更新過程中，受到全新的禪定智慧洗禮，不斷活化，具有更健康、更活躍光明的本質，也擁有更不受到疾病干擾的能力，及更強的免疫系統，並且具有覺醒及慈悲寬容的力量。

## •靜坐能改變不良的個性

俗話說：「江山易改，本性難移」，可見一個人要改變個性是非常困難的事。甚至有人說：「個性決定命運。」在莎士比亞著名的悲劇《奧賽羅》中，男主角奧賽羅是叱吒戰場的常勝將軍，卻因為多疑的個性，而殺死摯愛的妻子，憾恨終生。無人能敵的將軍，卻在自己的個性下徹底被擊敗。我們身邊的人事物，也許沒有像奧賽羅這麼戲劇化，但是因為個性而與成功、幸福，一切生命中所有美好的事物無緣的擦肩而過，卻是每天不

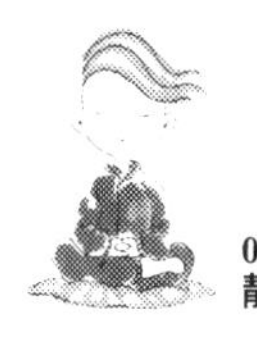

斷上演的戲碼。

透過正確的靜坐，根深蒂固的個性也是可以改變的。

我們許多根深蒂固、不自覺的生命習慣，大多源於心的偏執，以及無法自己觀照到這種習慣，而形成本能、習慣性的思惟方式與行為，並不是透過智慧觀察判斷之後的回應，而這種慣性長久之後，逐漸形成更難改變的性格、個性。有時候我們雖然偶爾會發現性格中的缺點，以及對自己及他人的傷害，卻經常是無力改變。

然而，透過靜坐，我們卻能改變這種情況。

透過靜坐使我們的身心寂靜，不再被外在環境所擾

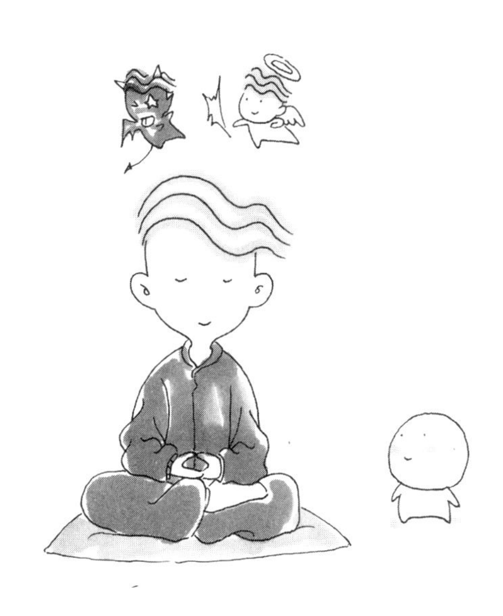

靜坐可以改變我們不良的習性

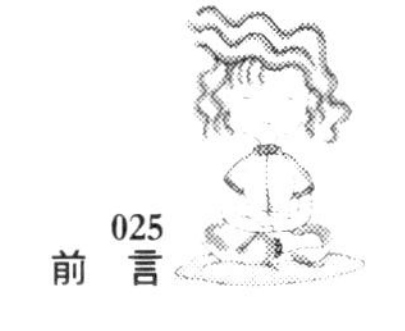

動，情緒安定，心中自然明晰，智慧容易生起，觀察力變得敏銳，比較容易產生自覺，而且具足力量讓生命朝光明面發展。

## • 靜坐是奇妙的魔法師

此外，由於身心專注，自主的力量也增強了，對於傷害生命的習慣，能有力改善，使身心安住，朝正確、光明的面向發展。靜坐可以使我們的身心得到平衡，改變我們的性格，讓我們具足成功的特質，並且幫助我們達成許多現實人生的目標。

如果你是一個學生，靜坐可以幫助你學業進步。如果你期望有好的人際關係，靜坐可以幫助你達成心願。如果你希望事業成功，靜坐可以幫助你做出更正確的決策，消除心中的失敗意識，擁抱成功。如果你希望能帶給一切生命幸福、喜樂，靜坐可以幫助你更寬容、更細膩、更富有愛心，具足圓滿的智慧與慈悲，幫助一切生命。

透過學習正確的靜坐方法，我們的身、心將產生健康而正面的變化，一層一層的朝向光明演化！

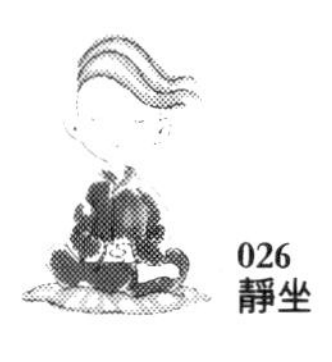

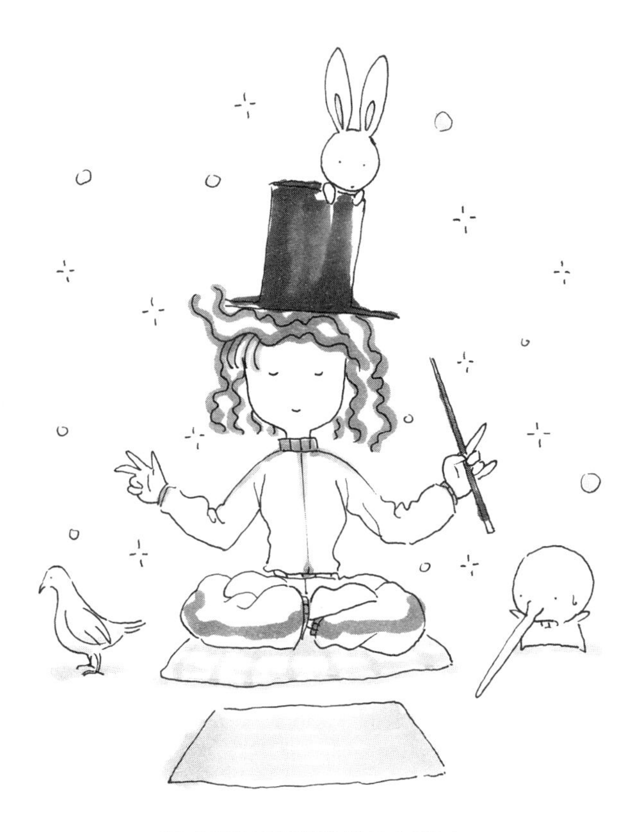

靜坐可以增強我們的創造力

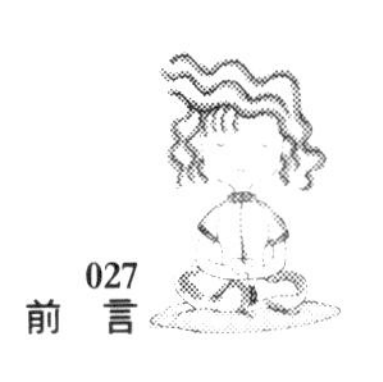

# 3 人類新世紀的願景

進入廿一世紀，人類在物質文明方面，雖然生活更方便、更舒適；但同時卻讓身心更緊張、更焦慮。

由於科學的快速進步，物質文明得到長足的發展，但是我們的智慧、精神與身體健康，卻無法同時得到相對的提升。

現代人一方面擁有歷史上從未有過的進化機會，另一方面卻又滿懷著壓力與毀滅的恐懼。

現代的科技可以讓我們從事太空探險，甚至在不久的未來移民外星球，但是卻也可以讓地球產生核子爆炸，使人間的文明在剎那間全部化為烏有；電腦能夠快速計算出天文數字，但我們卻必須在車上消磨幾小時塞車的時光；精耕及科技豢養的米糧和肉類解決了糧食不足的問題，但同時也讓人吃下了大量的農藥和抗生素；聲光科技一流的電影及虛擬實境，讓我們在感官上得到前所未有的享受，但卻失去了自然的趣味。

現在我們住在智慧型大樓，但卻要用保全系統層層

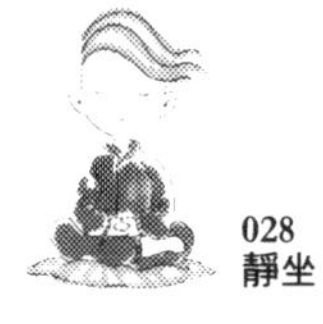

保護，害怕歹徒入侵，許多父母每天都提心吊膽地去接送孩子……。現代人，生活在多重交織、無限糾葛的方便與夢魘當中，無法擺脫。

有人說現代社會比過去複雜，有人說比過去惡劣，但不管如何，現代社會是由活在現在的我們所組成，每一個人的思想行動、喜怒哀樂、好惡取捨，交織而成社會現象。

我們個人的心念組成了全體的心念，全體的心念影響了個人的心念，這種緊密的互動造成多樣繽紛的社會活動。

現代社會會以這樣的面貌呈現，完全是人類集體潛意識的呈現。它的未來會顯示何種趨勢，也是我們今天的潛意識所投射的結果。

而在這充滿各種可能的廿一世紀，人類將向上發展，或是向下沈淪，都充滿未知。在這個關鍵時刻，靜坐正是人類智慧、生命向上昇華的重要觸媒。

靜坐是最深奧的生命技術，可以開發我們的智慧，是人類史上最偉大的生命遺產；是人類再進化的重要契機。

而人類創進演化的關鍵，在於人類自覺的提昇，而

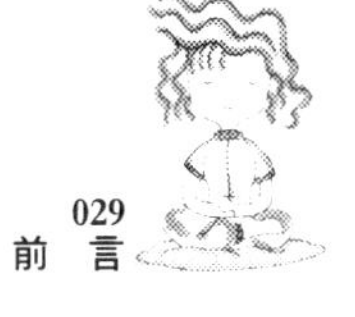

以這提昇的自覺，來促進自我心境的昇華，與掌握外在的世間。學習靜坐，正可以幫助我們掌握人間幸福的正確方向，開啟人類未來光明的願景！

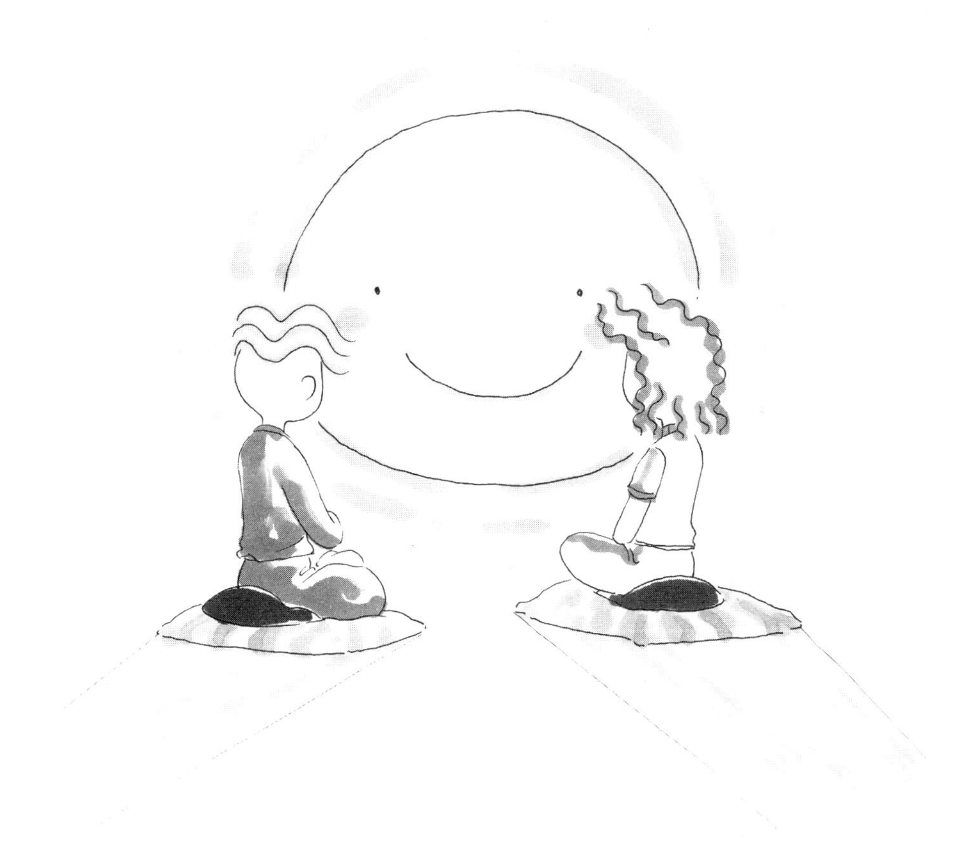

靜坐可以開啟我們光明的願景

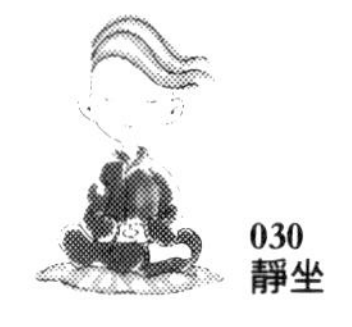

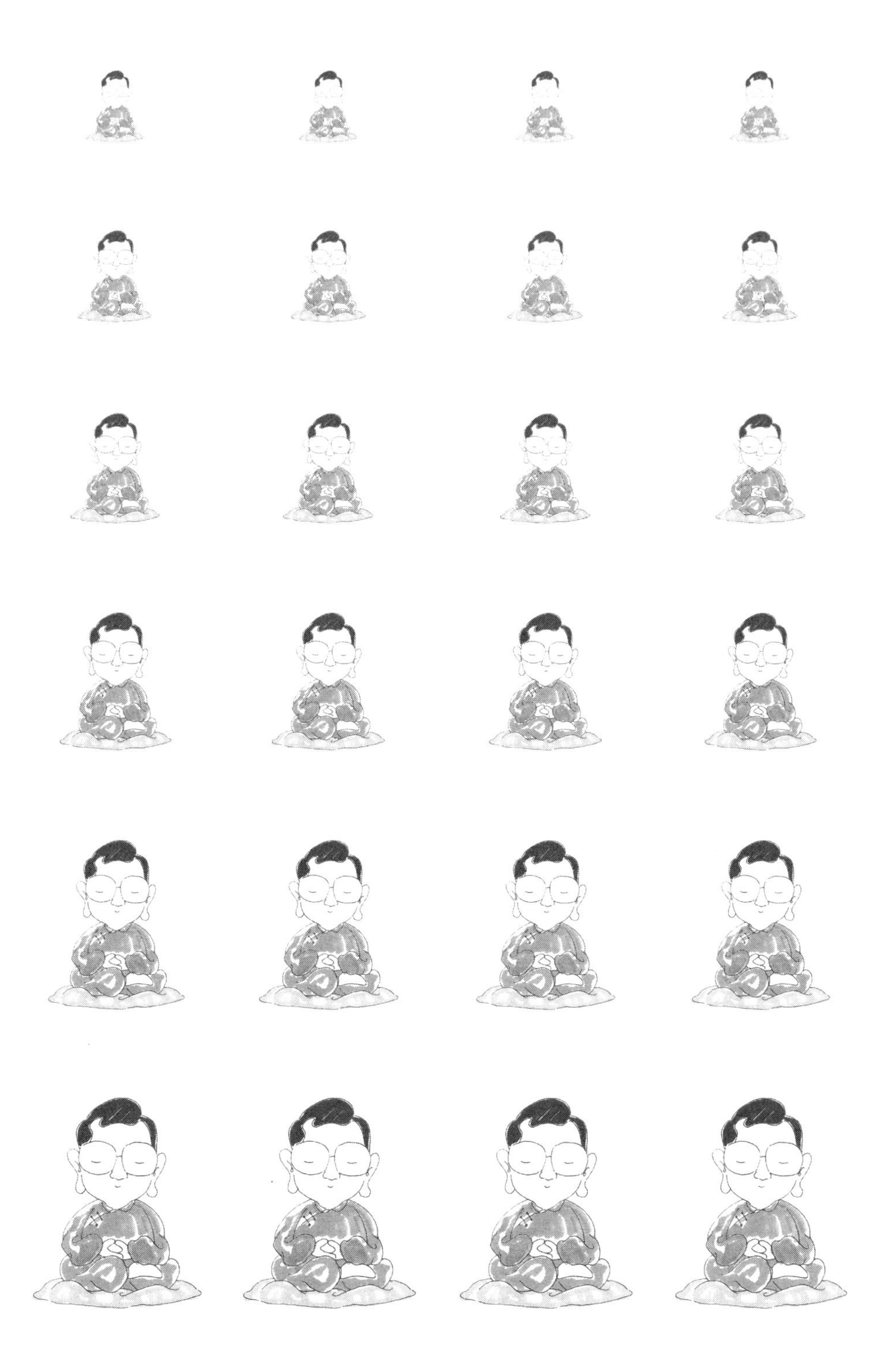

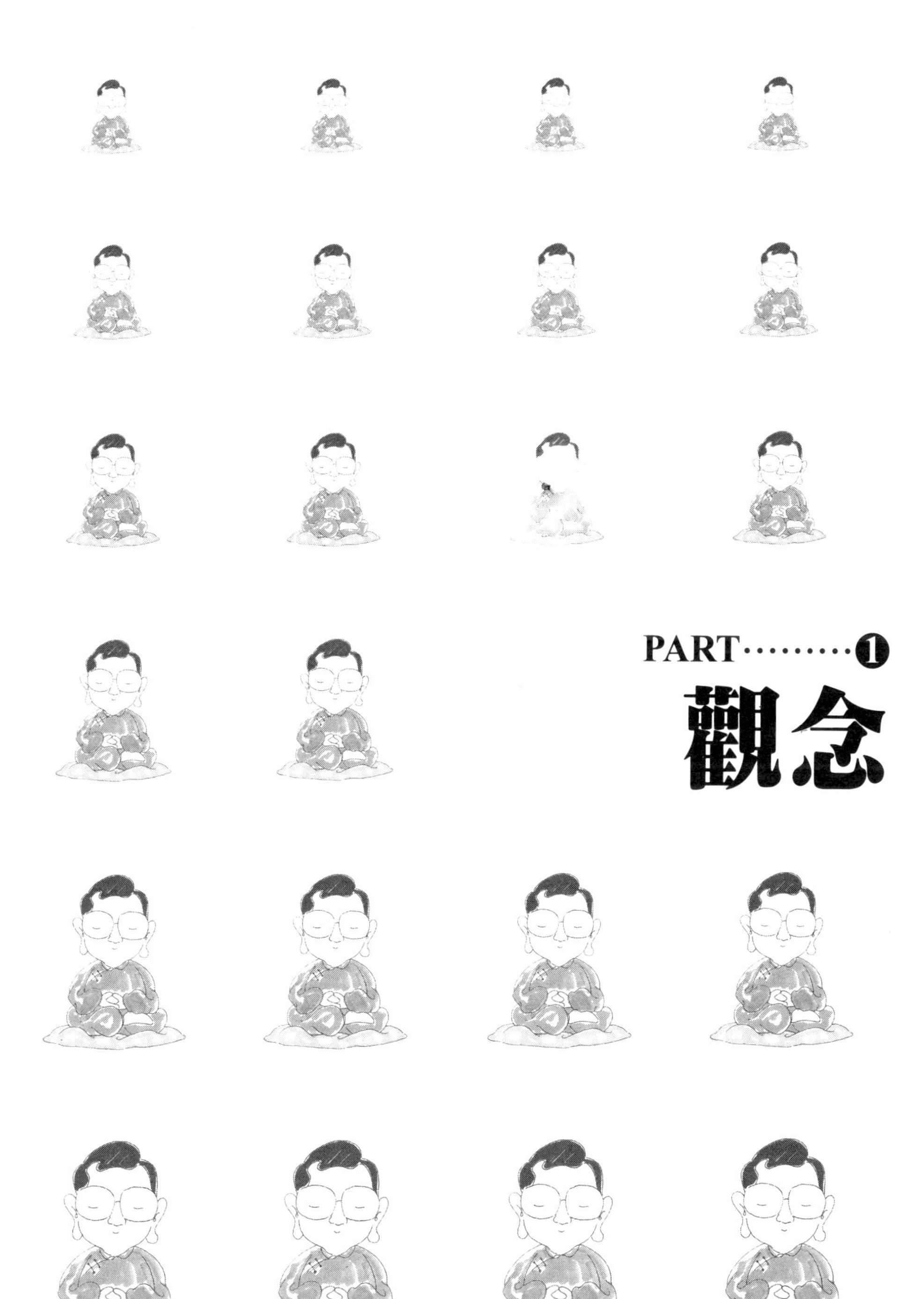

# PART·········❶ 觀念

本書中所教授的靜坐方法，是一種直接、親切，可以跟我們的生活完全貼近、融合的禪法。不管是專修的禪者，或是一般社會人士，都能夠迅速的從本書中得到最大的利益。

靜坐不必依循任何的儀軌與宗教儀式、形像，不必透過特殊繁複的方法，只需用我們的身、心感受與實踐，做為身心生命增長的基石，只要擁有正確的觀念，有決心與恆心的修習，任何人都可以從淺至深，來享有光明的禪境。

任何坐禪方法的學習，都要透過正確的觀念認知，調整身體、呼吸與心念，然後用正確的禪定法門，使我們的身心達到健康、自由、清淨、解脫的境界，最後並能圓滿的具足定力、慈悲與智慧。

因此，完整的靜坐，應該包括以下三個階段：

1. 正確的觀念。

2. 努力的修習。

3. 圓滿的成果。

我們可以用種樹來比喻這三個階段。

當我們具足正確的見解，就像找到適當的土地，播下正確的健康種子，這是根本的因；而努力的修學就像

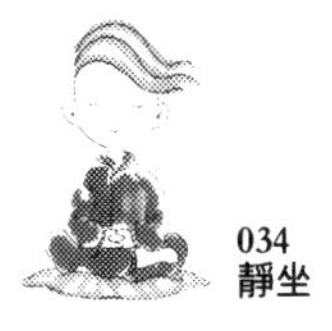

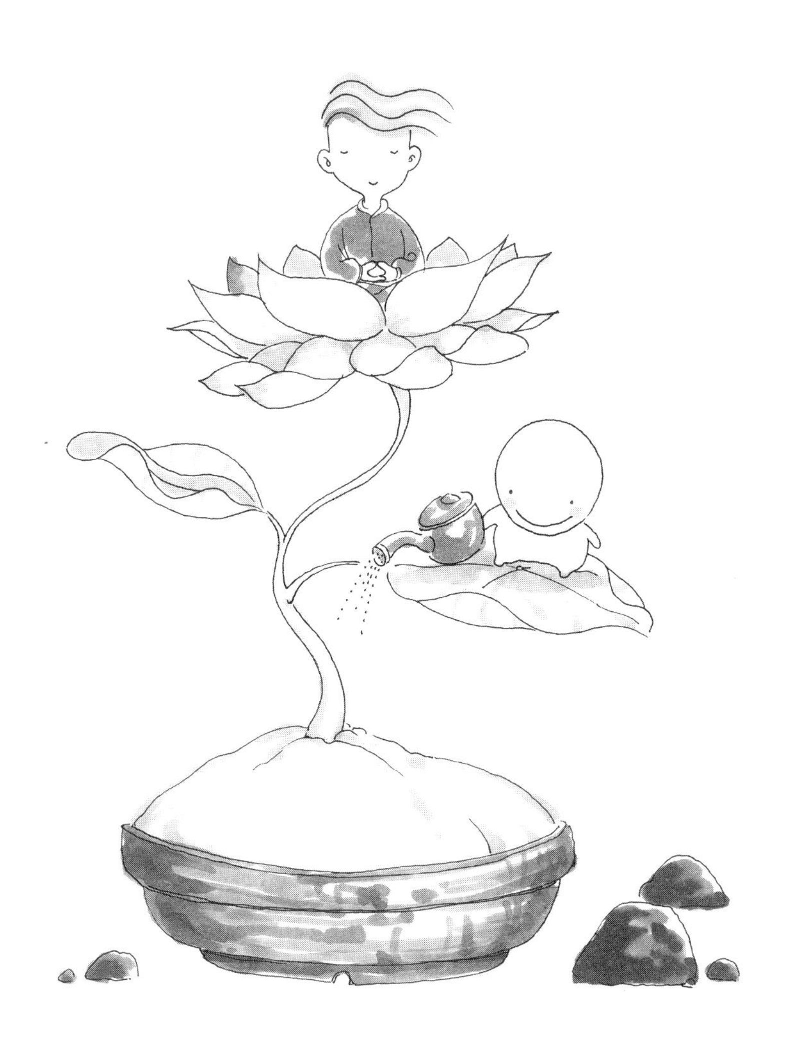

正確的坐禪觀念，如同有正確的種子才能長出理想的果實

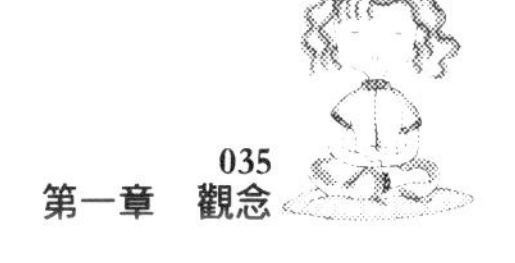

是持之以恆的照顧，澆水、施肥、除草，這是成就的助緣；最後得到圓滿的果實，將使我們的生命解脫自在，並且具有圓滿的慈悲、智慧。

這三個階段雖然各有作用，但最重要的，還是第一個階段，也就是建立正確的靜坐觀念。

正確的靜坐觀念，來自於正確的觀察與理解。

如果朝著錯誤的目標走去，就算靜坐的功夫再好，但再怎麼用功努力，恐怕還是徒勞無功，甚至誤入歧途，就像播下錯誤的種子一般，以下的故事可以說明這個道理。

有一個禪師，早年在山上閉關禪修時，帶了一些小白菜的種子上山，打算自己種來食用。因為小白菜很容易種植，所以他準備在山上的關房旁邊種植，可以充作平時的糧食。

到了山上之後，不遠處正好有一戶在山上植林的夫妻，也是種植小白菜。或許是山上水土特別肥沃及天氣涼爽的關係，所以他們所種植的小白菜，高大肥碩得驚人。這時，禪師心想：「現在所種下的小白菜，不久以後應該也可以長得這麼好吧！」

果然幾天之後，種子開始冒出青綠色的嫩芽，他的

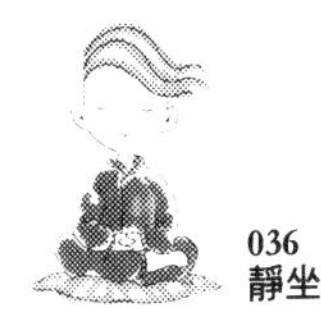

心中充滿喜悅，心想：「再過幾天，應該就可以收成來加菜了！」

奇怪的是，過了幾天之後，他發現這些小白菜的葉子竟然不是越長越肥大，反而是細細的根莖愈抽愈高，可供食用的葉子部份卻長得比指頭還小，弄得他一頭霧水。

到最後，這細細抽高的小白菜葉莖，中間又長出新的葉子，再往上抽高部分，竟然都開花了。這時，即使再沒常識的人，也知道這些小白菜都已經成熟長大，並且已開花生籽，傳宗接代了。於是，禪師也只好開始收成。

滿袋的菜子，加上優良的水土、氣候，這些收成的小白菜卻只夠炒成一小盤的菜。他十分納悶，為何會與植林夫婦所種植的小白菜，在外形上有那麼大的差異呢？後來他忍不住問了這一對山上的夫妻。

只見他們哈哈大笑的說：「你種的小白菜，是農田收成後，在下次種植之前，所種的白菜籽，那是作肥料用的，根本不是拿來吃的呀！」

原來在一開始就下錯了種子，將作為農田副肥的超級小小白菜，誤當作一般食用的小白菜種植，難怪會得

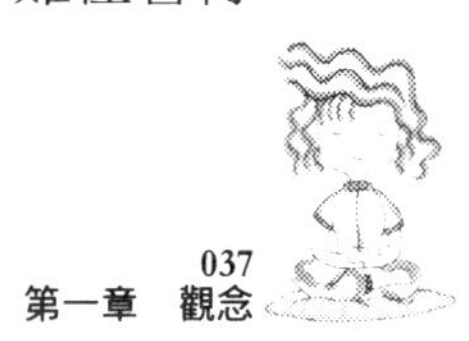

到不同的結果。

建立正確的觀念，就像是正確的種子，加上適合的環境，才能得到豐收。有了正確的靜坐觀念，再加上有效率的精進努力，才能得到昇華身心的豐碩成果。

接下來，我們先進入學習靜坐的第一步：建立正確的靜坐觀念。

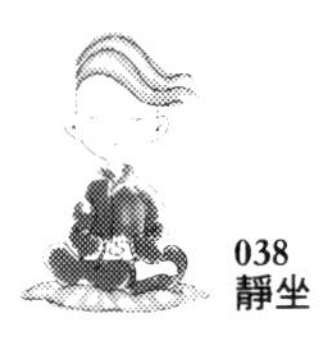

# 正確觀念

正確的靜坐觀念，不僅能使我們的心胸坦蕩，學習無礙，迅速進入正確的修學道路，並容易與靜坐的成果和目標相呼應。所以學習靜坐之前，我們必須調整自己的想法，建立起正確的坐禪心態。

什麼是靜坐的正確觀念呢？我們對靜坐要有以下的認識：

## 1 靜坐是讓心靈更自主、身體更健康的方法

一般人的身、心是無法自主的，而是被外境的壓力來源，以及內心的各種潛意識所控制著。學習靜坐，正是幫助我們能運用一切的禪法，來創造更自主的心靈，更健康的身心。

在學習坐禪之前，我們要建立起信心，了解身心的自主權是屬於自己的，並且確信在透過學習靜坐，以及未來的各種禪法之後，一定能不斷地昇華自己的身心。

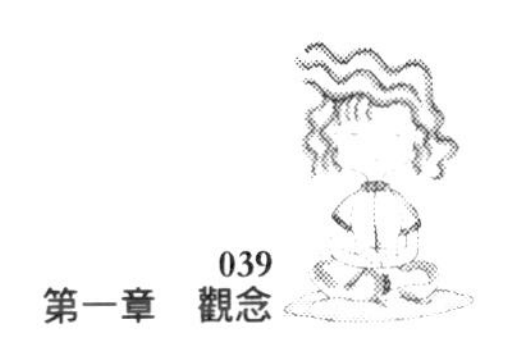

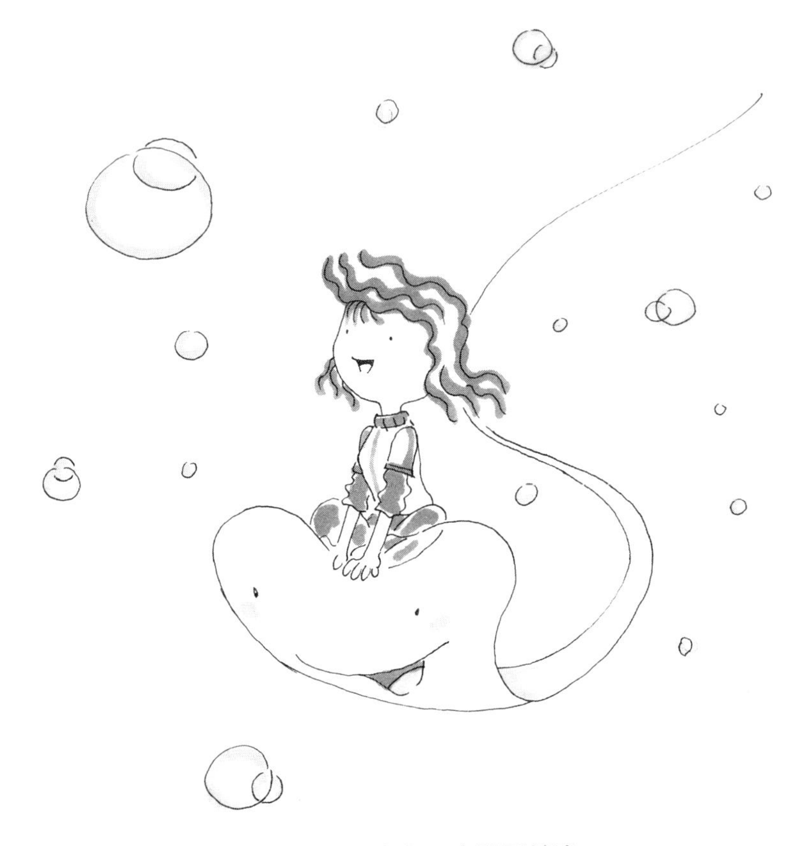

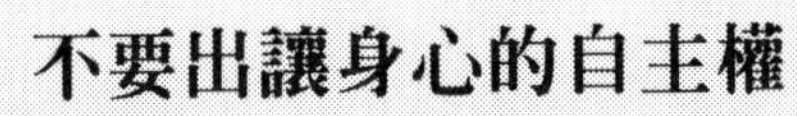

靜坐讓心靈更自主，身體更健康

## 不要出讓身心的自主權

有的人學習坐禪，希望能達到「靈魂出竅」，或是期望其他的意識體來附身，這不但不是坐禪的正途，甚至還潛藏著各種危險性，讀者不要因為一時的好奇而嘗試，造成不幸的後果。

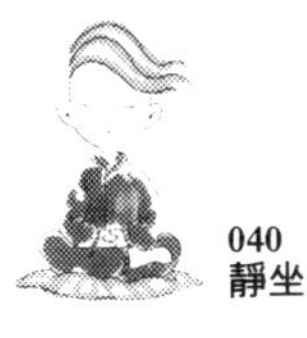

## 2 學習靜坐不必和他人比較

靜坐之後，我們的身心會逐漸產生變化，也會出現種種的情況。很多人執著於這些身心的境界，而忘了原先學習靜坐的目的，如果誤把這些坐禪過程中所產生的現象，當成是最後的目標，那就本末倒置了。

在靜坐的過程中所產生的各種現象，例如身體會感到清涼、暖熱、麻、脹等現象，這些現象並沒有所謂的好、壞的差別，而是由於在坐禪的過程中，身心的轉換所造成的。但是學習的人如果對這些現象，由於不了解而造成驚慌恐懼，或是太過貪著，都會造成障礙。學習靜坐之後有境界，是表示修學坐禪有了成效，但是如果在此患得患失，或是希求其他境界，如此就會欲進反退了。

靜坐的效果要視每個人的身心條件而定，如果條件足夠就會進步得快；如果條件不具足的話，進步就會比較慢。例如，一個身體比較健康身心較安定的人，學習效果可能比一個體弱多病的人來得大，這是很正常的，所以不能以時間來判定學習的進度。

所以，靜坐學習的成效，應該是與自己的過去相比較。我們可以每天晚上睡前自己檢討：

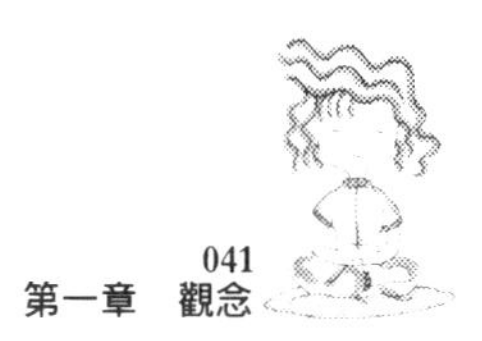

今天的我，身體是不是比昨天更健康？

今天的心情有沒有比昨天更平穩、愉快？

今天的我，有沒有比昨天更專注、更放鬆？

今天的自己有沒有比昨天更具慈悲、更有智慧、或更有力量……？

如此每天檢測，與自己比較，才是判定學習是否進步的最佳方法。

## 不要和別人比較靜坐的境界

在學習靜坐的過程中，由於每個人的身心條件不同，產生的現象也不同，所以靜坐的境界是無法與他人相比較的。例如，有位王先生，本來有肺部方面的疾病，學習靜坐之後，他常感覺到肺部有氣機旋動，非常舒服，但同班其他同學都沒有這種現象。所以，雖然坐禪的身心變化原理相同，現象卻各各不同，所以不必和他人比較。

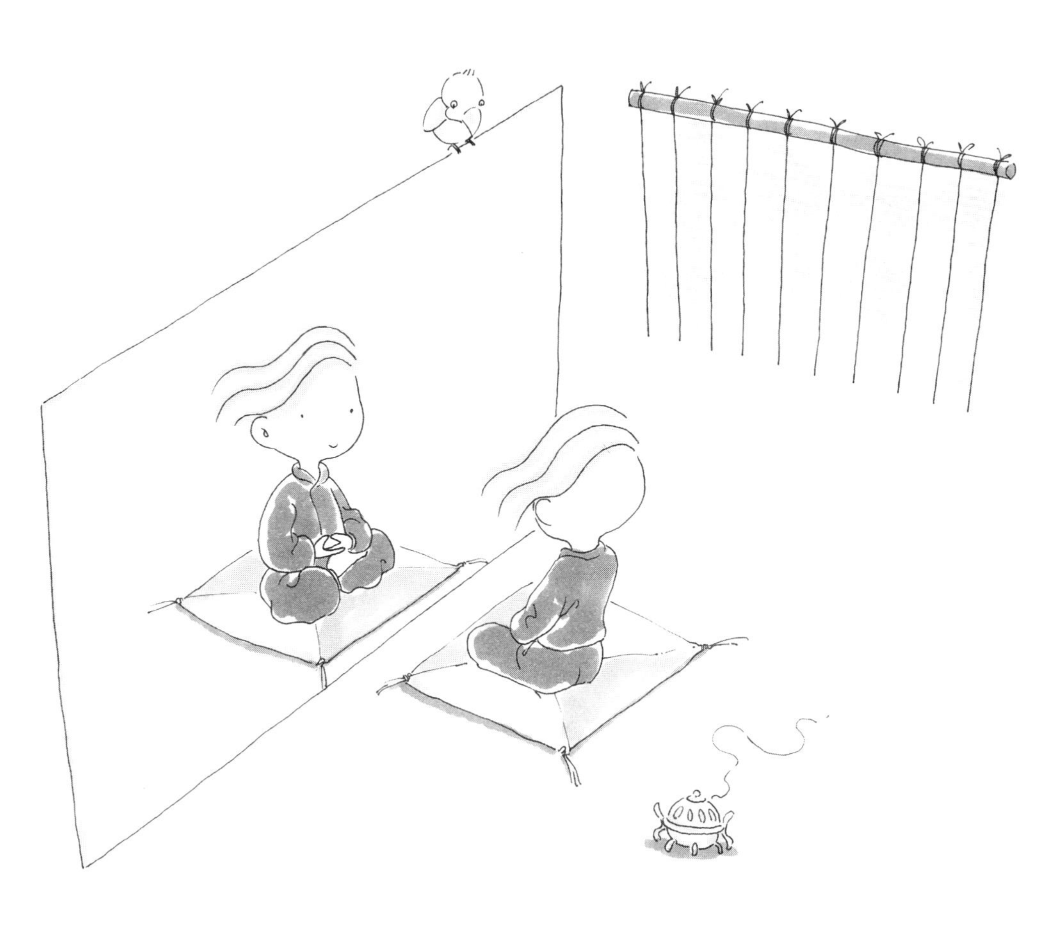

靜坐的進步與否要和自己比較

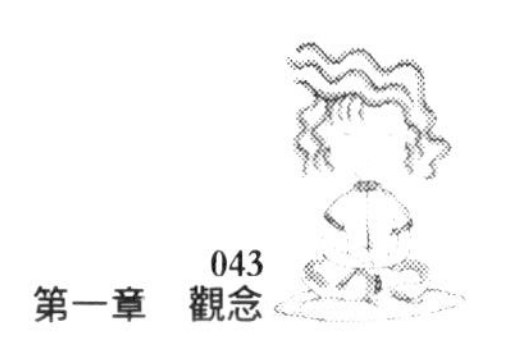

## 3 靜坐時不要希求奇異的現象

學習靜坐時，由於意識的寧靜與集中，而使我們的身心產生很大的威力，這些現象是靜坐的副產品，是很自然的現象。但如果耽溺在其中，執著靜坐時的種種境界，很容易就誤入歧途。

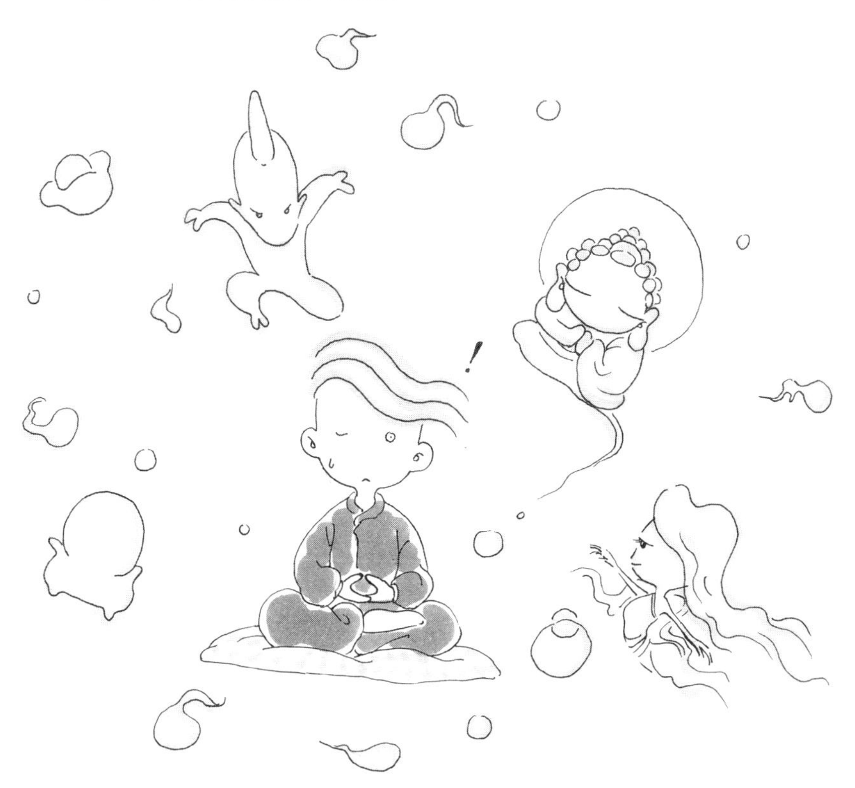

學習靜坐時，不要希求各種奇異的境界

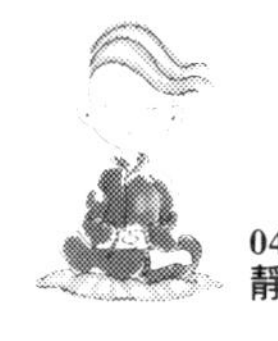

在面對靜坐時所產生的各種境界，應該如何去觀察呢？

正如同《金剛經》所說：「一切有為法，如夢幻泡影，如露亦如電，應作如是觀。」這樣清楚的觀點，明白的告訴我們，面對坐禪的種種境界，應該要像觀察夢境、幻相、水泡等現象，保持心中不動，繼續練習，如此反而不會受到影響，也才能不斷地進步。相反的，如果被一些小小的境界吸引了，迷惑了，沉溺在其中，如此就不能體會到靜坐的真義，反而會入於迷途。

沒有靜坐經驗的朋友們，對於靜坐過程中產生的種種現象，可能會感覺到驚奇，所以一個學習靜坐的人，千萬不能利用他人的無知或不了解，而用這些看似奇異的境界，去迷惑他人，藉以博取他人的尊敬或崇拜；否則將會造成很大的學習障礙，也會對自己的人生有所缺損。

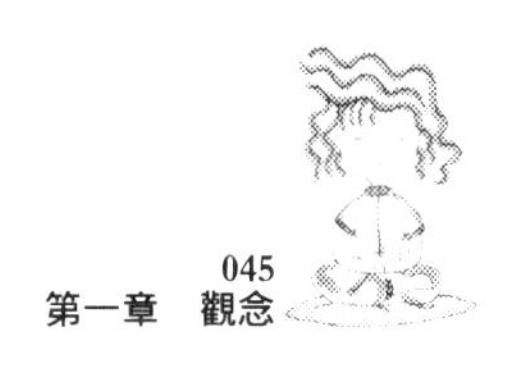

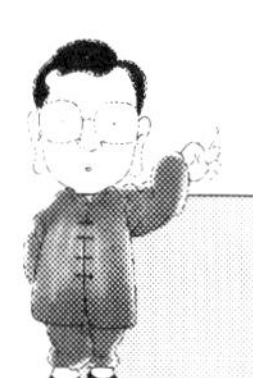

### 常有的錯誤觀念

靜坐時身體震動，是不是有外在力量的感應？是否代表坐禪坐得很好？

答：靜坐時偶爾身體會有震動，一般稱為「氣動」，這是很自然的現象，是由於身體中呼吸、氣息產生增長的身心變化，並非外在力量使然，也不一定代表坐禪境界高明與否，學習者不必和宗教或超自然的精神力量產生聯想。身心調整一陣子之後，自然會回復平常。

## 4 靜坐不是靜靜坐著不動

我們的身體和心理是息息相關的，生理的毛病會影響到心理，而心理的狀態也常會引發生理的毛病。學習靜坐的人，要比一般人更重視身心的健康與均衡發展，因為身心的健康與否，也可能影響學習的效果。

身體健康的人學習靜坐，特別容易進入深刻的禪定境界；身體不好的人，雖然可以透過靜坐，使身體逐漸健康，但是需要花費較多的時間與精力。要有良好的學習成效，還是得要有健康的身體為基礎。

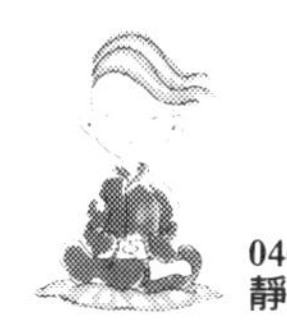

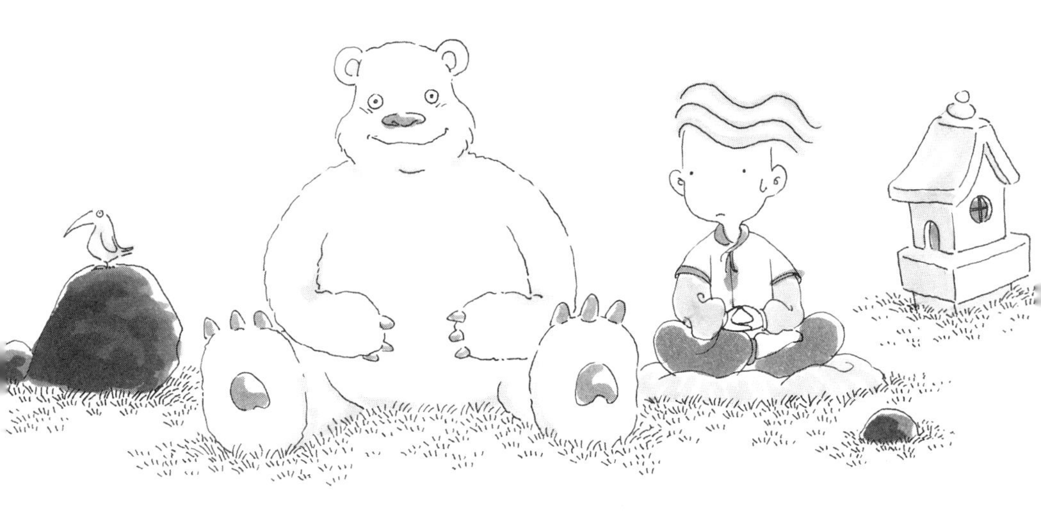

靜坐不是靜靜坐著不動

身體健康欠佳的人學習靜坐要特別注意，不能一開始就只是枯坐，一定要加上適當的運動調養，以及合適的飲食配合等，讓身體氣血通暢，這樣不但可以很快改善身體的體質，也才能得到各種靜坐的好處。

## 常見的錯誤觀念

很多人以為學習坐禪的人，就是要一天到晚靜坐，心裏什麼都不想；有的人身體本來就不好，因為這種錯誤的觀念，身體反而愈來愈虛弱，這是沒有受到坐禪的利益，反而蒙受其害了。

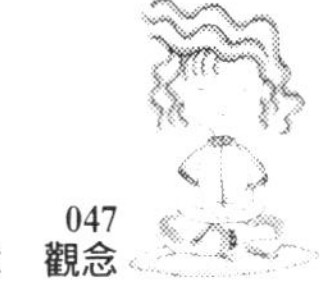

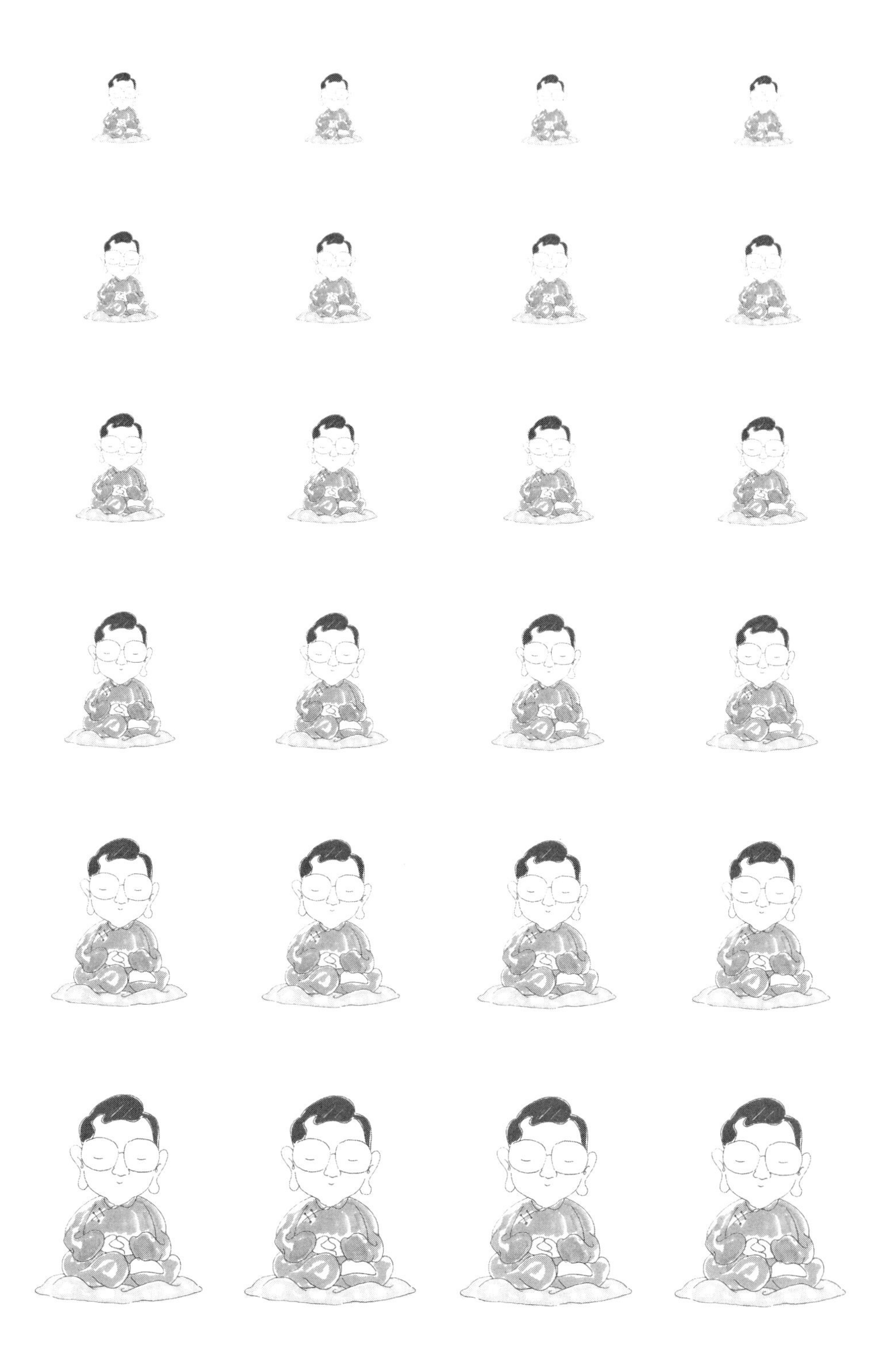

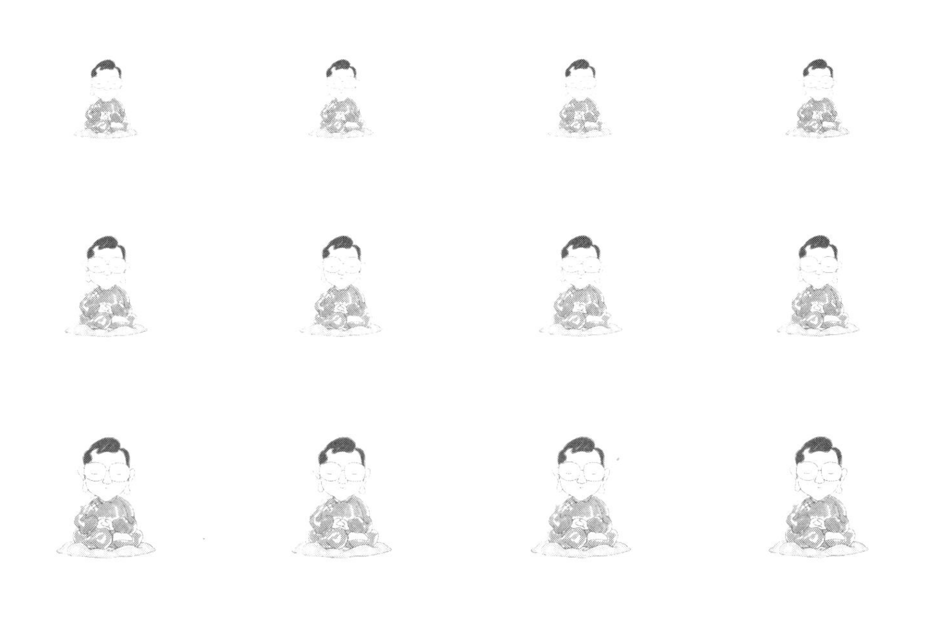

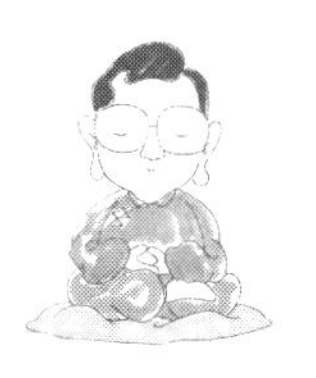

PART·········❷

# 靜坐前的準備

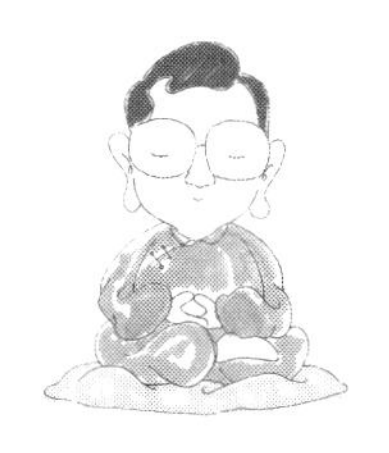

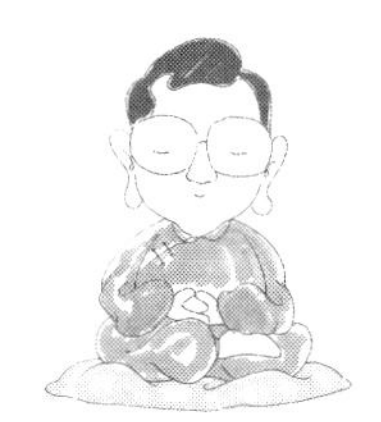

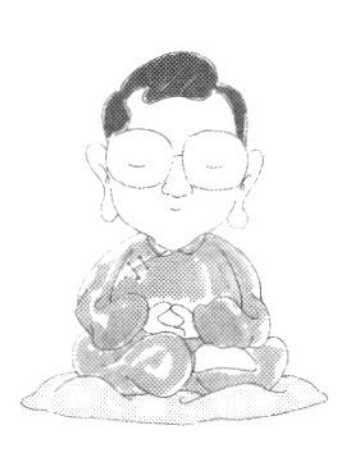

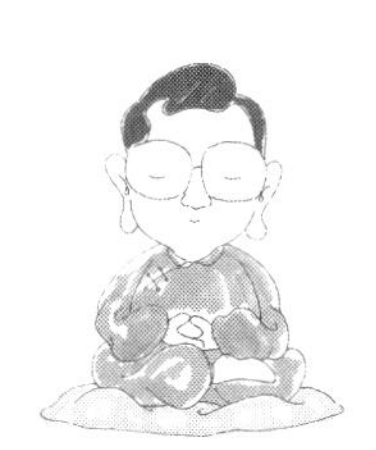

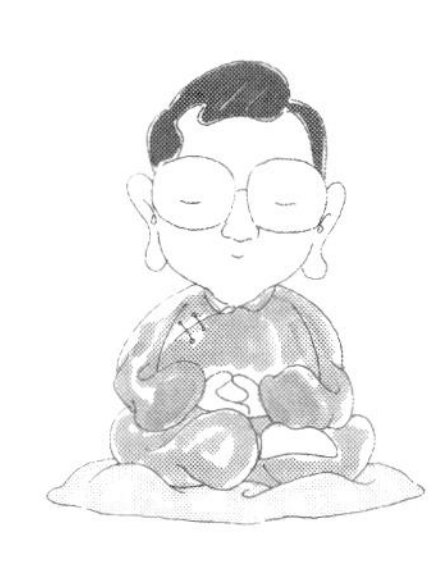

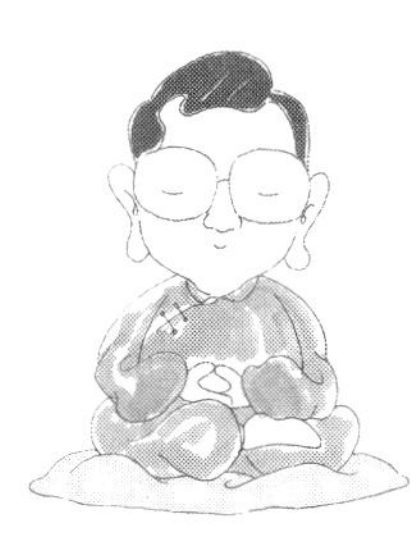

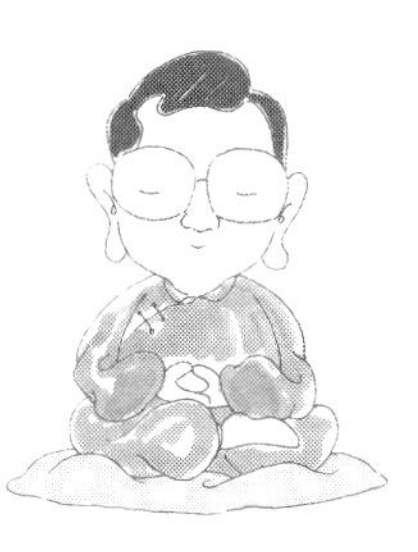

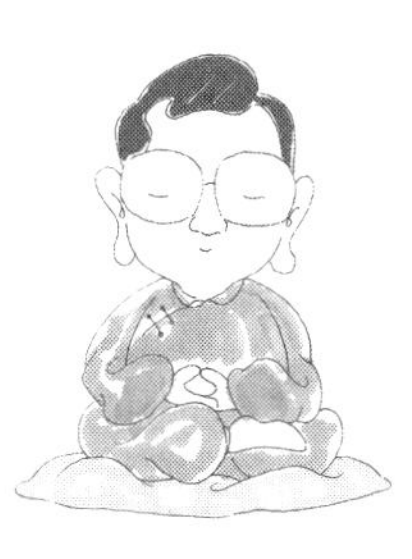

# 環境

在坐禪的時候，由於我們身心十分寂靜，因此對外境的反應十分敏感，反而要比平時更加細心守護，才不會造成「靜坐傷害」。

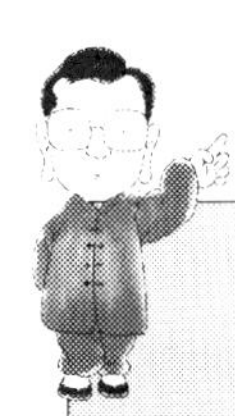

## 什麼是靜坐傷害

什麼是「靜坐傷害」呢？

這是指在靜坐時，忽略了需要注意的防護措施，所造成的身心不適，就像「運動傷害」一樣。

例如：靜坐時突然被旁人大聲呼叫，或被鬧鐘驚嚇，或是在野外的石頭上沒有隔除地氣就靜坐，而感冒或是得到風濕，都屬於此類。

## 1　靜坐的時候要避免他人干擾

一般初學者只要在家中尋找一間靜室就可以開始靜坐。但是現代人，由於生活空間日漸狹小，可能沒有坐禪專用的靜室，如此在臥房坐禪也可以。但是靜坐的場所要注意以下幾點：

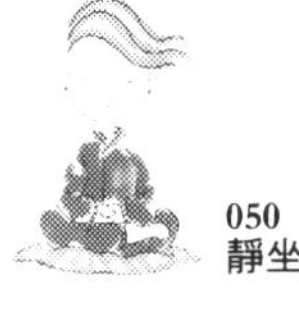

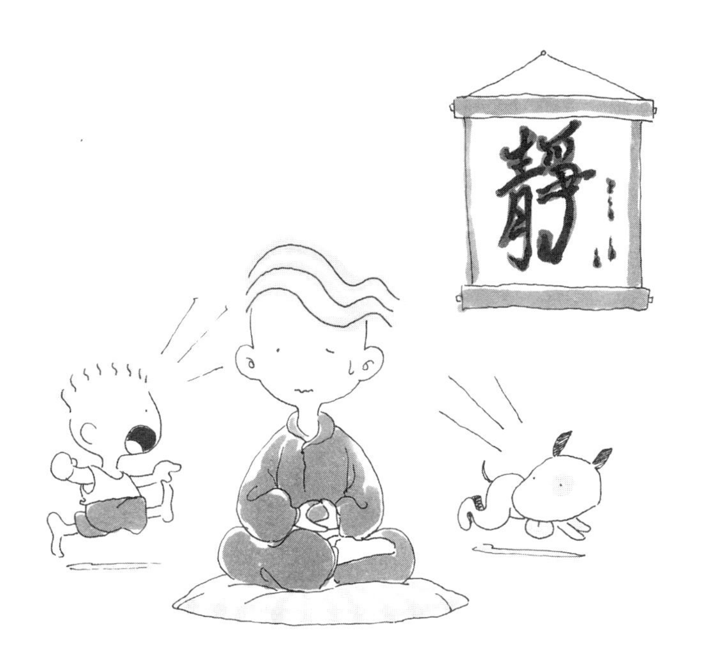


**靜坐時要盡量避開外界的干擾**

靜坐的地方，最好能隔除外人的干擾；因為坐禪時，有人出出入入，容易影響坐禪的效果。此外，在靜坐的時候，更要注意不能讓他人大聲呼叫、或碰觸、搖動坐禪的人的身體等。這些干擾，小則會使靜坐的功效消失，大則會影響身心健康，應該要特別注意。例如有的同學住宿舍或在外租房子，更要特別留意；務必交代室友，千萬不要在你靜坐時大聲呼叫、甩門，或是直接碰觸、搖晃你的身體。

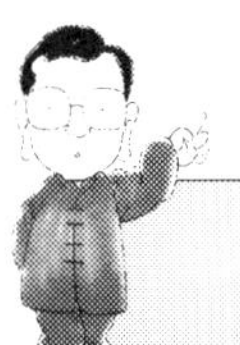

## 坐禪時被干擾的例子

筆者在當兵時，曾在軍中教隊上的兄弟靜坐，由於阿兵哥年輕力壯，健康情況良好，所以學習不久之後，就有很好的成效。有一天，一個阿兵哥正在寢室靜坐，身心入於安適、寂靜的境界，剛好他的室友下衛兵回來，看他坐著一動也不動，就好奇的問他：「你在做什麼？」這位阿兵哥並沒有馬上回答，他的室友再問一次，還是沒回應，用手電筒照他也沒反應，最後他的室友乾脆用兩手抓住他，猛烈的搖晃，大聲的問：「你在做什麼？」這一驚嚇，讓他覺得心臟好像要跳出來一般，這個激烈的震盪，過了一個禮拜之後才恢復正常。

靜坐時切忌讓他人突然猛烈地碰觸或驚嚇，否則身心會感到非常不適。因此，靜坐時要注意，不要在身邊

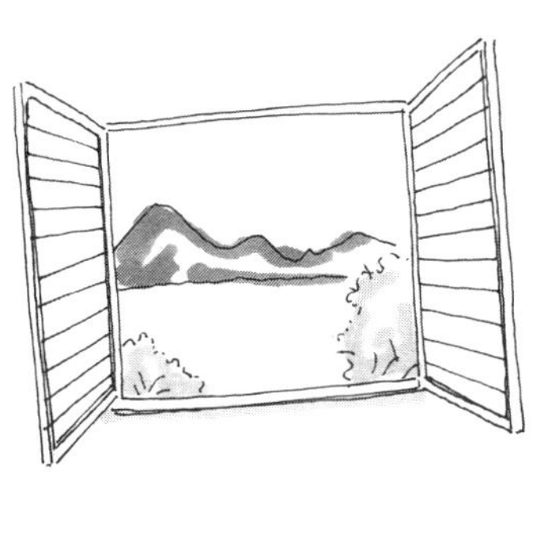

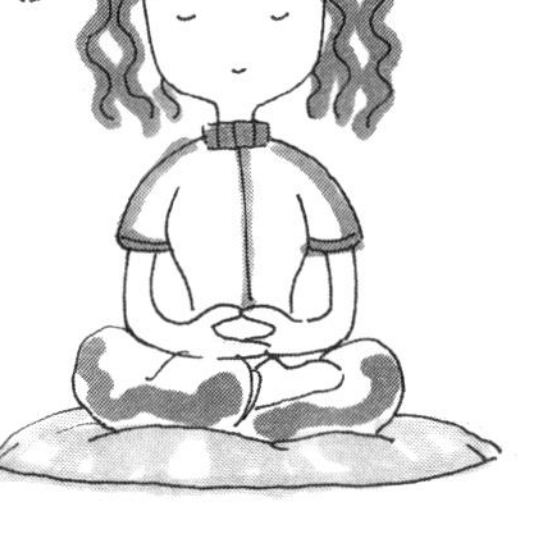

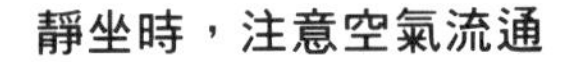

靜坐時，注意空氣流通

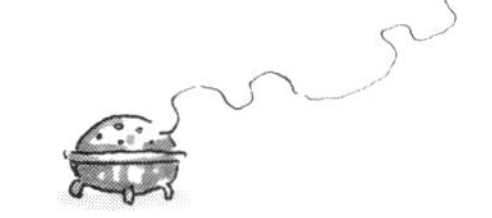

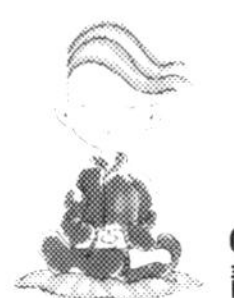

放著電話、鬧鐘、手機，這常會使自己在靜坐時受到驚嚇。

如果要用鬧鐘提醒自己下坐時間，也要選擇音量較小，較柔和的鬧鈴，或是用毯子蓋住讓聲音不會太刺耳。以免受到驚嚇，反而影響靜坐的功效。

## 2 靜坐的地方空氣要流通

靜坐時，房間裡空氣要保持暢通，但是要注意，不要面對著風口而坐，讓風直接吹到身上。因為靜坐時，身上的毛孔是舒張，直接吹到風容易感冒。

下座後，身上容易流汗，在離開靜坐的房間時，記得先把汗擦乾，稍微休息一下再出去。

此外，盤腿靜坐時，膝部關節張開，這時風一吹，風寒入侵，很容易得風濕，或引起關節酸痛，所以靜坐時要記得穿長褲，不要穿短褲、裙子，另外靜坐時要在腿上加上一條蓋腿布，保護膝蓋不受風寒。

在報紙或電視上，曾報導有些練習瑜珈的人，穿著緊身衣褲，直接坐在石頭上靜坐。他們不知道，這就像特技表演一般，讓人心驚膽跳，因為這樣地上的溼氣和寒氣會直接侵入體內，容易造成靜坐傷害，輕則感冒，

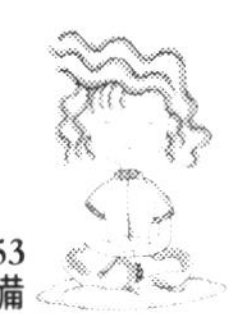

長時間如此，則往往會造成關節疼痛風濕。

## 3 靜坐的地方光線要明暗適中

在靜坐時，室內光線如果太亮，容易刺激視覺神經，心也會容易散亂；如果過暗，則容易使人昏沈睡著，或是引起幻覺，如此都不容易得到靜坐的效益。因此坐禪時光線要保持明暗適中。

## 4 靜坐處的室內擺設要統一整潔，色差不要太強

整齊清淨的房間，能使人心思安定。因此，坐禪的靜室，最好擺設統一、簡單而不複雜，而且顏色最好不要太紛亂，對比不要太強烈，以免影響坐禪時的心情。

## 5 靜坐結束時不要猛然下座

在運動時，如果沒有先做好暖身運動，就馬上跑一百公尺競賽或游泳等激烈運動，如此身體很容易受到傷害。而靜坐也是一樣，在我們身心都很寂靜的情況下，這從靜到動的過程，中間需要一些調整與適應。

所以，要結束靜坐時，首先，我們的心要先從寂靜的狀況恢復到平常狀況，然後身體再輕微左右搖動，再

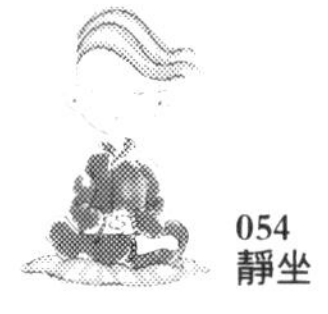

慢慢加大搖動，最後才下座，這就如同暖身運動一般。最後仔細的按摩全身，讓靜坐中身體所產生的良好內分泌，得到完全的吸收，然後再起身。不要猛然起身，以免造成靜坐傷害。

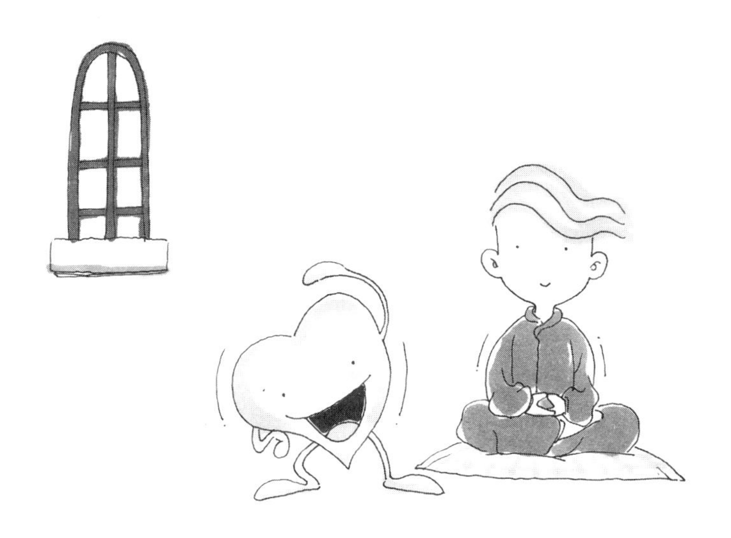

**結束坐禪時，心先動，然後身體再輕微左右搖動**

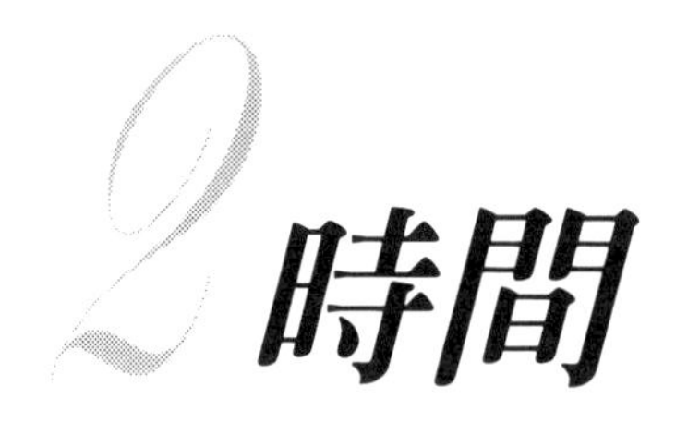

# 2 時間

基本上，靜坐的時間並沒有任何禁忌。只要配合自己的作息，固定時間來靜坐，如此持之以恆，一定有意想不到的效果。

一般而言，靜坐效果最好的時段，是早晨起床梳洗，做完柔身運動之後，以及睡覺之前的半小時到一小時。晨起時精神正清新，而晚上睡覺前，一切事物都完畢了，心情較輕鬆，利用這兩個時段來靜坐，效果最好。

忙碌的現代人，如果無法有長時間坐禪，那麼每天只有五分鐘、十分鐘的靜坐時間，只要充份把握好好學習，也可以達到非常好的效果，每天持之以恆的練習才是最重要的。

而靜坐的時間最好固定，養成習慣後，每天到了固定的時間，自然易於坐禪，靜坐的功效也較容易增長。

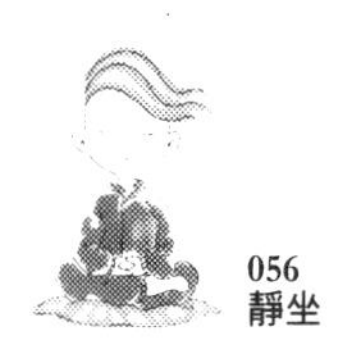

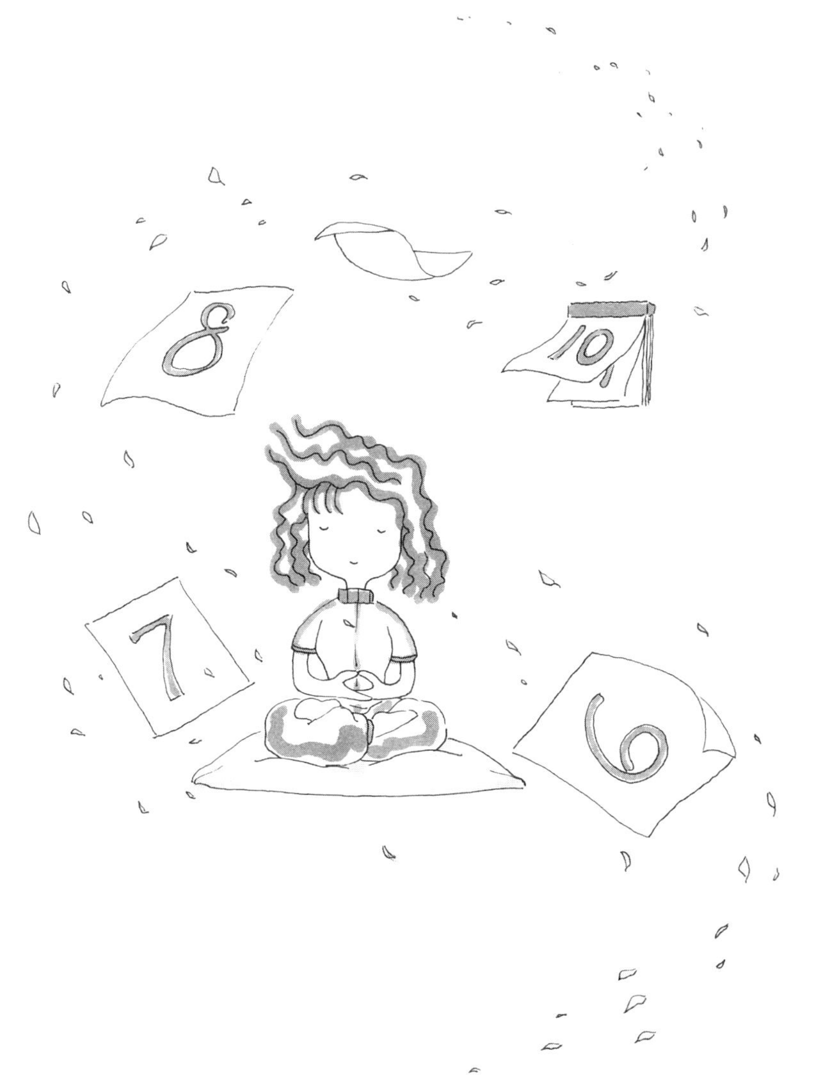


養成每天靜坐的好習慣才容易達到靜坐的效果

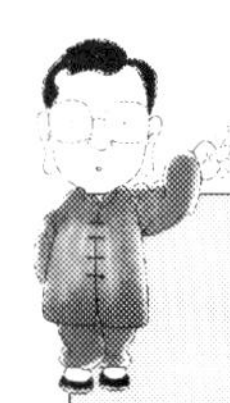

## 不適合坐禪的時間

什麼時間不適合靜坐呢？以下的幾個時間不適合坐禪：

*1.* 太疲累時不宜靜坐

如果身心很疲累時，勉強打坐，不但沒有效果，而且容易養成一靜坐就睡著的習慣。不妨休息之後，等精神恢復再坐禪。

*2.* 飯後一小時之內不適合靜坐

飯後一個小時內不適合靜坐，否則食物易積聚在胃裡，長久下來容易造成腸胃不適或疾病。最好飯後一小時之後再開始練習。

*3.* 飲酒與房事後不宜靜坐

飲酒之後體內酒精充塞，精神容易昏沈，無法控制，不適合靜坐。而房事後則太疲勞，而且心思容易散亂，最好也不要在此時坐禪。

# 3 用具

「工欲善其事，必先利其器」，選擇良好合適的靜坐用具，不但能避免靜坐傷害，而且能幫助我們達到坐禪的效果。以下介紹靜坐必備的工具。

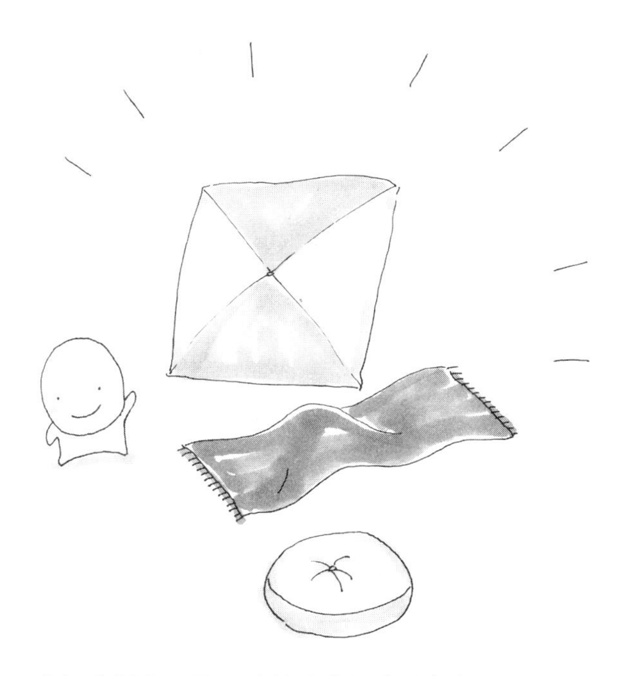

良好的靜坐用具可以幫助我們達到事半功倍的效果

## 1　幫助身體輕鬆扶直的圓蒲團

靜坐時利用蒲團能輔助脊背容易挺直，腰部比較容易放鬆。如果靜坐時沒有蒲團，必須先克服腰部的壓力，要花較長的時間，身心才能安定下來，所以無論初學或久學者，靜坐時最好都能用圓蒲團。坐時大約坐蒲團面積的二分之一到三分之一，不要全部坐滿。

圓蒲團的內容填充物以木棉為佳，一般棉花，坐起來太熱，較不適合；蒲團的厚度最好能有十公分左右。

一般常見的坐禪用具中，有以禮佛的方拜墊或是小

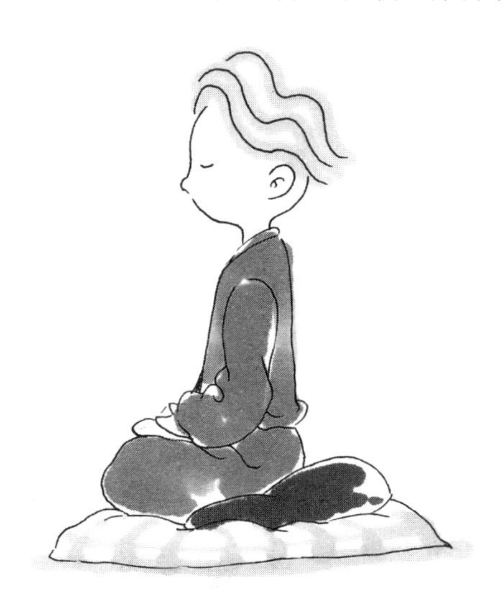

靜坐時蒲團能輔助脊背豎直

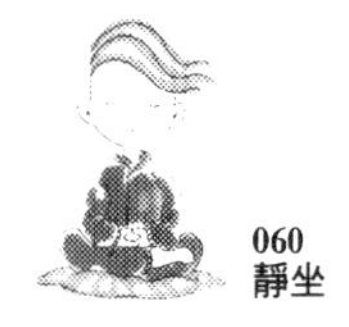

塊榻榻米來代替的，但這種坐具太硬，並不適合久坐，而一般人常用枕頭或抱枕做為坐具，大多會發現其太蓬鬆，無法支撐腰部，另外也太滑，坐在上面感覺不安穩，而一般填充泡綿也不透氣，久坐容易悶熱。

所以，在坐具的選擇上，材質還是以天然材質為佳，並且要注意透氣、通風，而在型制上，除了要隔除地上的寒氣之外，也要有足夠的高度，使腰部能輕鬆扶直，不必用力挺直。

## 2 隔除寒氣的方墊

方墊是置於蒲團之下，用來隔斷地氣用的，以免地板的冰冷及濕氣進入體內。方墊的軟度最好適中，如此靜坐時盤腿也會較舒適。方墊的大小，一般以 70 公分見方為標準，大約是盤腿時，兩腿膝間的寬度見方；方墊的填充材質也是以木棉製品為佳。

## 3 保護膝蓋的蓋巾

蓋巾的功用在保護腿和膝蓋不致於受風寒侵入，大小大約和浴巾一樣，可以在打坐時將腿和膝蓋完全包起來為宜。

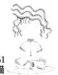

# 4 衣著

靜坐時的穿著，以寬鬆為原則；並記得把身上的手錶、眼鏡、耳環等物件取下，女性的束胸、束腰、絲襪，男性的腰帶都要鬆開，襪子脫掉，凡是身上的拘束品，都儘量去除，使身體保持自由、舒適。

此外，穿著裙子坐禪也不適合，因為盤腿不方便，最好穿著寬鬆長褲為佳。吸汗、透氣、寬鬆的運動服也是不錯的選擇。

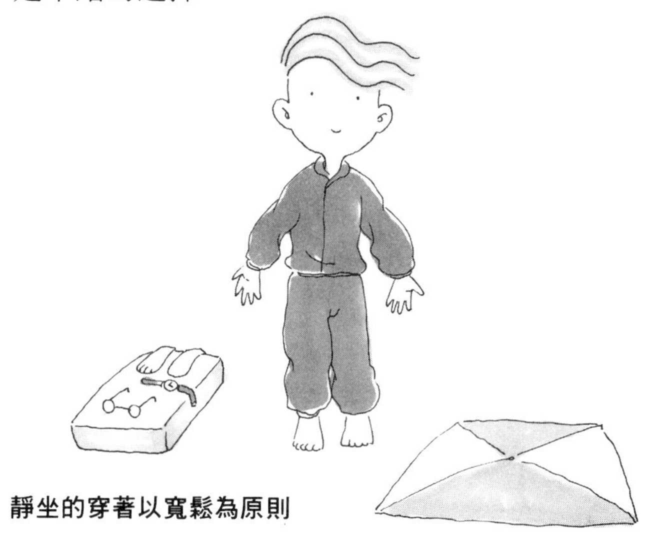

靜坐的穿著以寬鬆為原則

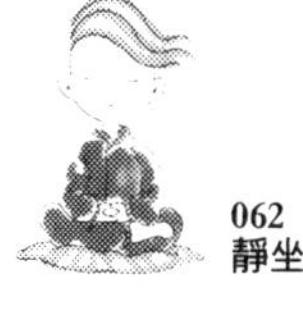

# 5 飲食

為了在最短的時間內，達到最好的靜坐效果，除了以上的注意事項之外，在日常的身心飲食上也要同時配合調整。

學習靜坐的人，在選擇一般性食物方面，應儘量攝取天然、純淨、新鮮的食品，避免攝取添加太多化學物品的食物。平時可多吃一些紅棗、黑棗，生的腰果、松子、核桃等（注意不要油炸），以此取代平常的零食。這些天然食物的能量極高，在古代被喻為仙人的食品。

除了質之外，在食物的攝取量方面，也要注意，平常不要吃太飽，吃得太飽，靜坐時就容易想睡覺，也會造成胃部的負擔。但是如果攝取量不足，人體得不到足夠的能量，身心虛弱，也會妨礙坐禪的效果，一般以七分飽為宜。

其實，我們的感官，也是依食物而存在的。因此，眼睛以外界的萬象為食，耳朵以聲音為食，鼻以香為食，舌以味為食，身以觸感為食，意識以思惟眾事為食。

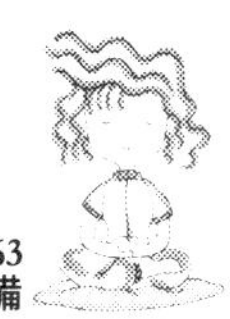

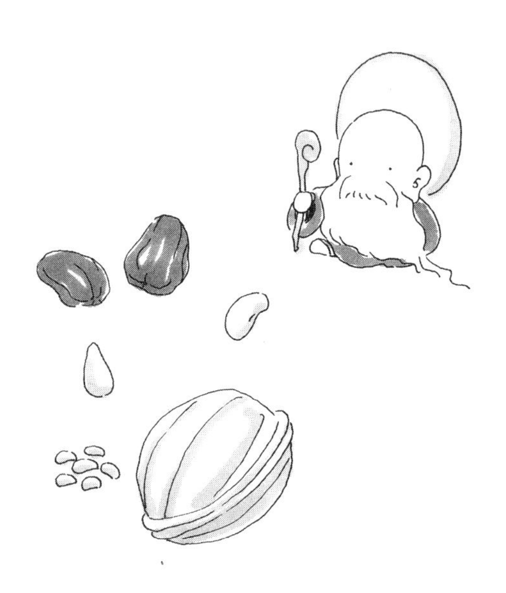

**靜坐飲食，應該儘量攝取天然、純淨、新鮮的食品**

而現代複雜的光色，過度刺激我們的眼睛，使其鈍化。而持續不斷的躁音，人工化合的劣食，也使我們的耳朵及味覺退化，有害身心健康。

因此，在身心的食品上，也要注意，不要放縱自己的感官，追求刺激的聲色享受，儘量安住在寂靜平和的狀況，不要過度亢奮。

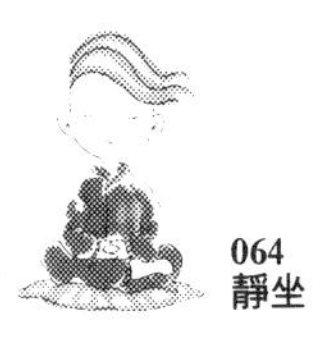

# 5 運動

完整的靜坐，除了坐姿及方法之外，還包括動態輔助調和身心的方法。

很多人誤以為，靜坐就是靜靜坐著不動，這往往造成身心氣血不順暢，而養成靜坐時昏沈睡著的習慣，無法產生智慧的觀照，進一步提昇身心，非常可惜。

古代禪者有所謂的：「一日不做，一日不食」，每

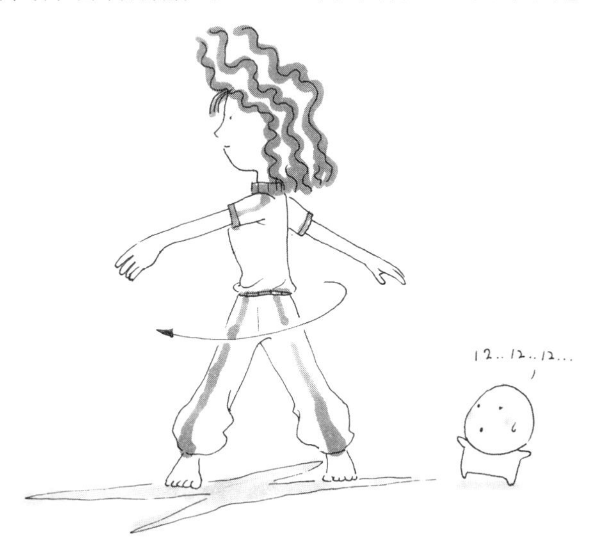


運動是完整的靜坐學習中不可缺少的一環

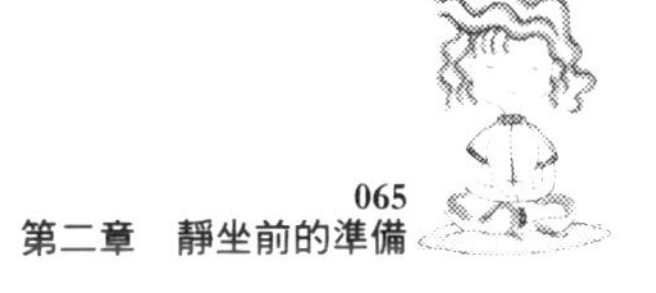

天都有固定的勞動，能自然平衡生理機能，達到充足的運動量，再加上適當方法的身體鍛鍊，定力自然增長。

以印度教的瑜伽行者為例，就以體姿練習（asana）來幫助禪定。相傳中國禪宗初祖達摩，也曾在少林寺教授寺僧拳法，讓僧人身體強健，以免在靜坐時昏沈睡著。而現代人，由於生活方式與環境的不同，運動量普遍不足，再加上飲食的不當，身體的健康程度更加不如古代了。

學習靜坐，除了平時要注意運動與均衡飲食，使身心能得到適當的均衡發展之外，在靜坐之前，如果能練習以下的輔助柔身運動，更能夠使身心安住。

以下介紹靜坐前的柔軟運動。

## 1 坐禪前的柔軟運動

在靜坐之前，我們可以選擇和緩的運動來活絡身心，並儘量使身體的各個部位放鬆。所有的運動都是以「放鬆」為原則，心境要完全放鬆，身體也要完全放鬆，而後讓腰、胯及脊椎四肢做充分的運動。以下我們介紹坐禪之前調和身心的輔助運動。

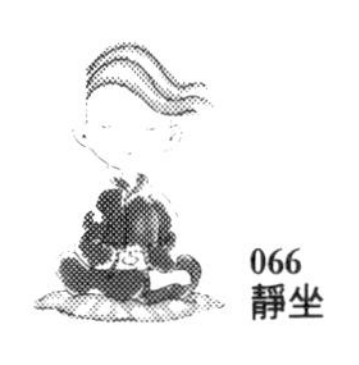

## 第一式：大鵬展翅

**要訣**：身心全部放鬆。

1.放鬆腰部，膝蓋微彎，兩手自然下垂，置放在身體兩側。身心完全放鬆之後，感覺兩膝像彈簧一樣有彈性，膝蓋彎曲後，即自動回彈。膝蓋彈起來時，兩手像大鵬鳥的翅膀一般，藉由彈力，自然向兩側平展而出。

2.膝蓋彎曲，雙手交叉放下。

3.膝蓋彈起時，再利用這股彈力，兩手在胸前彈起交叉。

4.膝蓋彎曲時，雙手下垂。再繼續重複以上動作。

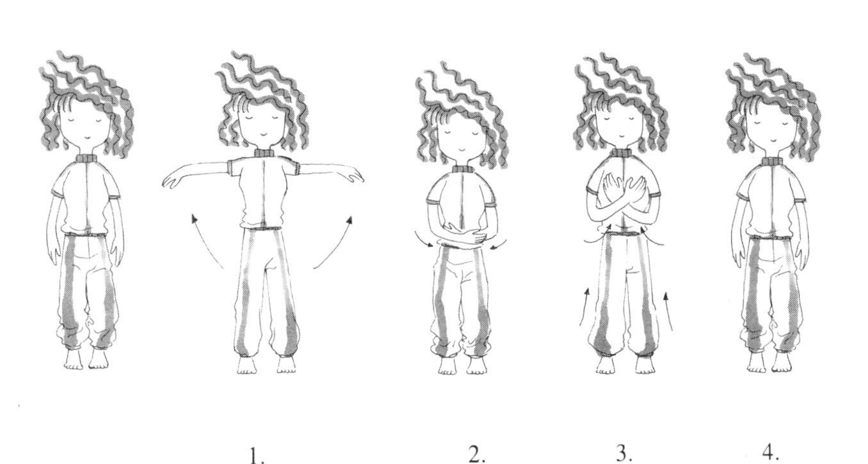

1. 2. 3. 4.

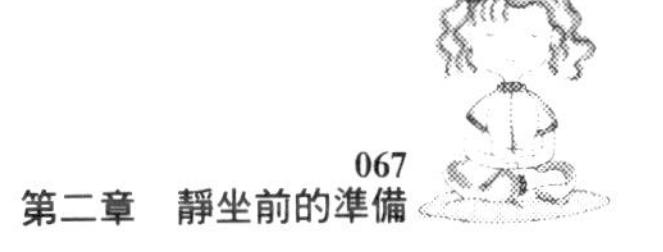

## 第二式：楊柳飄風

**要訣**：全身放鬆，以腰為軸，身體其他部位不動，雙手像楊柳一般向左右飄動。

1.身體保持正直，雙手放鬆下垂，雙手如楊柳。

2.腰向左轉時，左手後打腰部（腎俞穴），右手由身前環繞上打肩胛（膏肓穴）。

3.腰向右轉時，即右手打腰部，左手上打肩胛。

**注意**：這個運動能使腰、肩與脊骨氣血通暢。但是婦女懷孕者忌用此式，因為打腎俞容易影響胎兒。

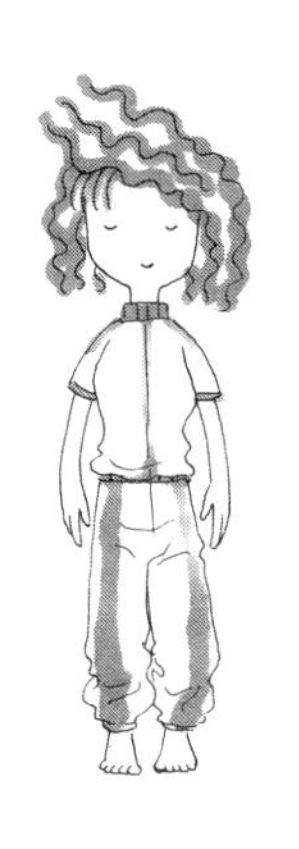

1.

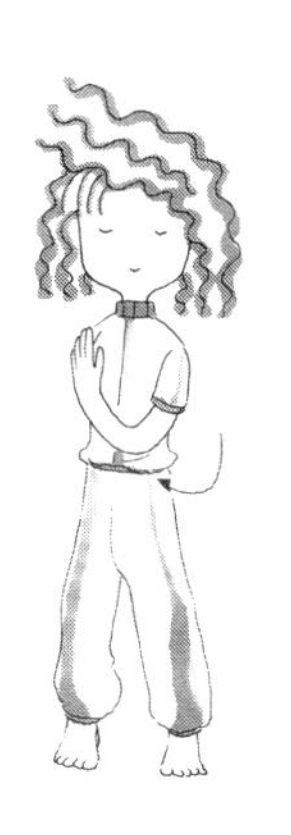

2.

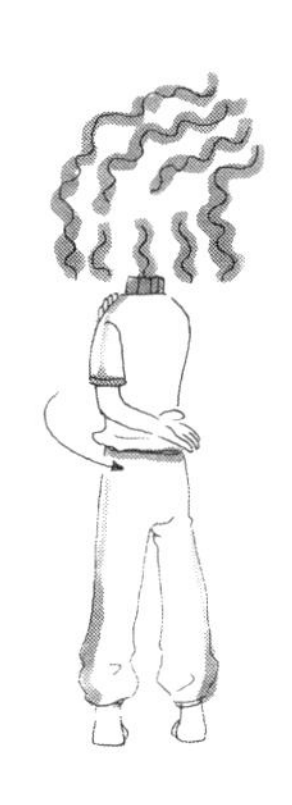

3.

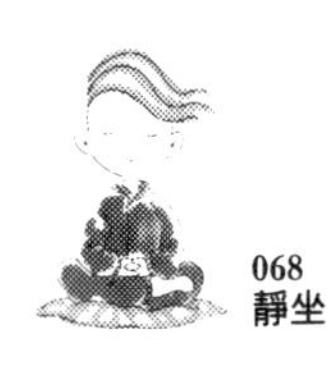

**第三式：身如遊龍（轉腰彈膝甩手）**

**要訣**：身心放鬆如以上要領，在彈膝蓋的同時，腰部也同時轉動，為前二式的結合動作。

1.膝蓋自然放鬆彈膝，同時兩手向身體兩側平擺，再於胸前交叉。彈膝後再平擺。

2.彈膝，腰向左轉，右手自然向身前橫擺，手掌向左；左手向身後橫擺，手掌向右。

3.彈膝，腰部轉正，身體回正，兩手向身體兩側平擺而出，再於胸前交叉。

4.和 2.相反，腰向右轉，左手自然向前橫擺，手掌向右，右手向後擺，手掌向左。

5.和 3.同。

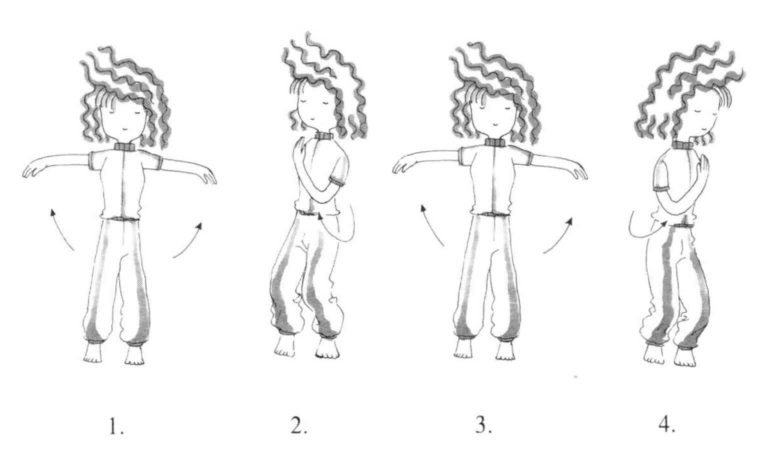

## 第四式：舉身攀月

**要訣**：身心完全放鬆，要領如前所述。膝部自然彎曲彈起，手也隨著腳的彈起而甩出。

1.鬆膝曲膝，此時手置身體兩側自然下垂。

2.膝蓋彈起時，手像繩索一般完全放鬆由於膝蓋的彈力使之向前彈起，向上擺動，舉高至頭，如雙手攀著月亮一般。

3.鬆腰曲膝，手由上自然放下甩手，恢復到第一式的狀況，手置身體兩側。

4.膝蓋彈起時，手自然順著慣性弧形的擺動，向後方擺動。再繼續重覆以上動作。

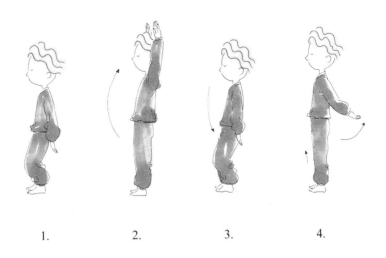

1. 2. 3. 4.

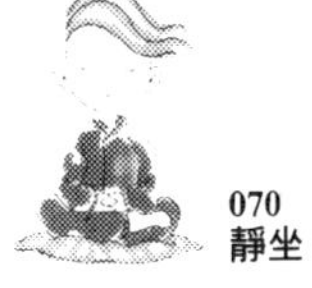

以上四個運動，能讓身體的氣血流動、關節鬆開、全身輕鬆，再配合腰部及膝蓋關節、腳踝的轉動，身體變得柔軟，打坐的效果更好。

在練習以上的四個運動時，心念不要散亂，動作要和緩，將意念放在前腳掌心，大約湧泉穴的位置，或是手心，使意念統一，幫助定力的增長。

## 2 上座之前的調身

做完以上的輔助運動之後，我們先以靜坐的姿勢坐好（靜坐的姿勢請參閱part3），再接著做靜坐前的調身。

一開始，首先要調整腳，不管雙盤或單盤，注意要使兩腿調適自然。再來調整衣物，不要使它過緊或坐時脫落，我們將眼鏡、手錶、襪子等最好都先脫下來，然後再做上座前的調身動作：

### 第一式　頭部運動

我們先將坐禪的姿勢調整好之後，兩手平放於膝上，使身體重心穩固，完全放鬆。做頭部運動時，頭與頸部轉動，身體其他部位不動。

將身心放輕鬆，每種動作做三次。我們按照以下的步驟練習：

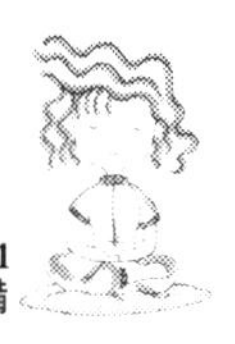

⑴頭部儘量向前垂下，直至下巴抵胸，但不要勉強，到達頂點之後，稍微停一下，然後將頭往後仰，眼睛儘量朝後上方看。

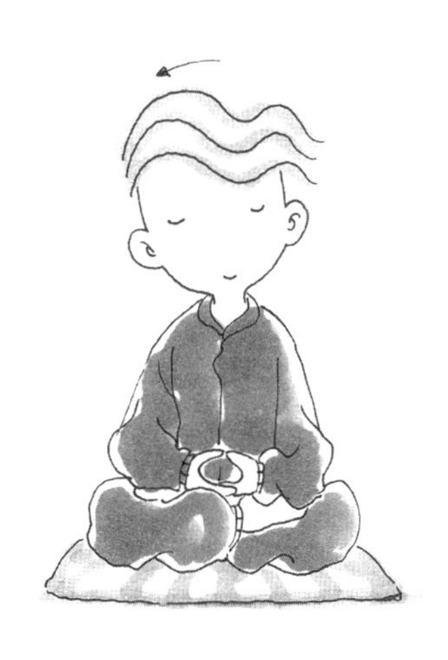
頭部運動讓頭腦更清楚

⑵頭向右傾，讓耳朵儘量貼近肩膀，但是肩膀不要聳起，到頂點之後，頭再向左傾。注意不要聳肩，也不要曲頸；頭只是平平的向右傾。如此重複三次。

⑶頭往後看，整個頭先向右後方轉動，再向左後方轉動。

⑷將前面三個動作聯合，依順時針方向，向前方低頭，由前方向右、後仰、向左，做圓形的轉動。再逆時針，由前方、向左、後仰、向右，做圓形的轉動。

以上的運動，能使頭部新陳代謝加速，頭部氣血通暢，頭腦清新，幫助我們調和身心。

## 第二式　口吐濁氣

做完頭部動作時，接著做口吐濁氣的動作。開口吐

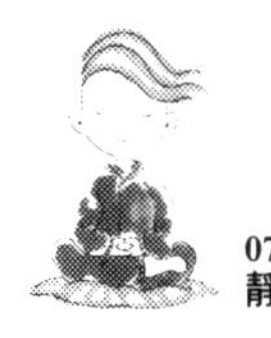

氣的時候，不要粗急，要和緩，綿綿細長。如果身體感覺氣脈不通暢，可以想像：吐氣之時，身體中的各個氣脈不通暢的地方，都隨吐氣而出；吐出氣後閉口，身體慢慢還原，由鼻中吸入清新的空氣。

⑴雙手以大拇指、食指圈成圓形，以肚臍為圓心置於腹上。

⑵身體上身保持平直，慢慢向前彎，口吐濁氣，如果能以頭面平貼於地面最好，但不要勉強，看各人的能力而彎曲，彎時臀部不要離開蒲團。吐氣時可以用嘴或鼻子；將身體內的濁氣儘量吐出。

⑶氣吐盡時，稍停止片刻再開始用鼻子吸氣，吸氣同時，身體慢慢還至原來的姿勢。

⑷重複⑴～⑶的動作三次。

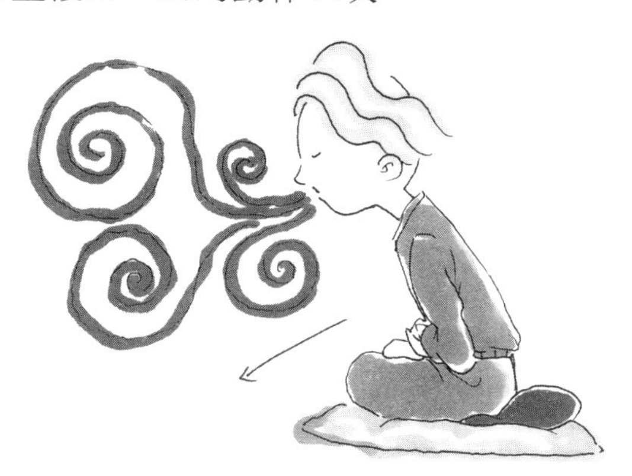

口吐濁氣可以將體內的濁氣吐出

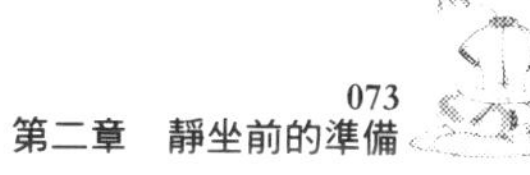

口吐濁氣的動作可以使身氣息調和、舒暢。

做完以上的調身運動，我們就可以正式進入靜坐了！

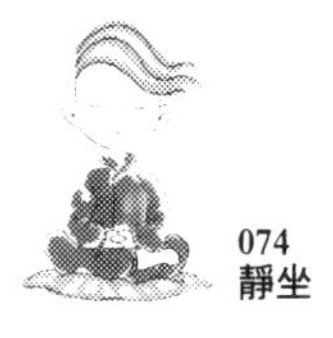

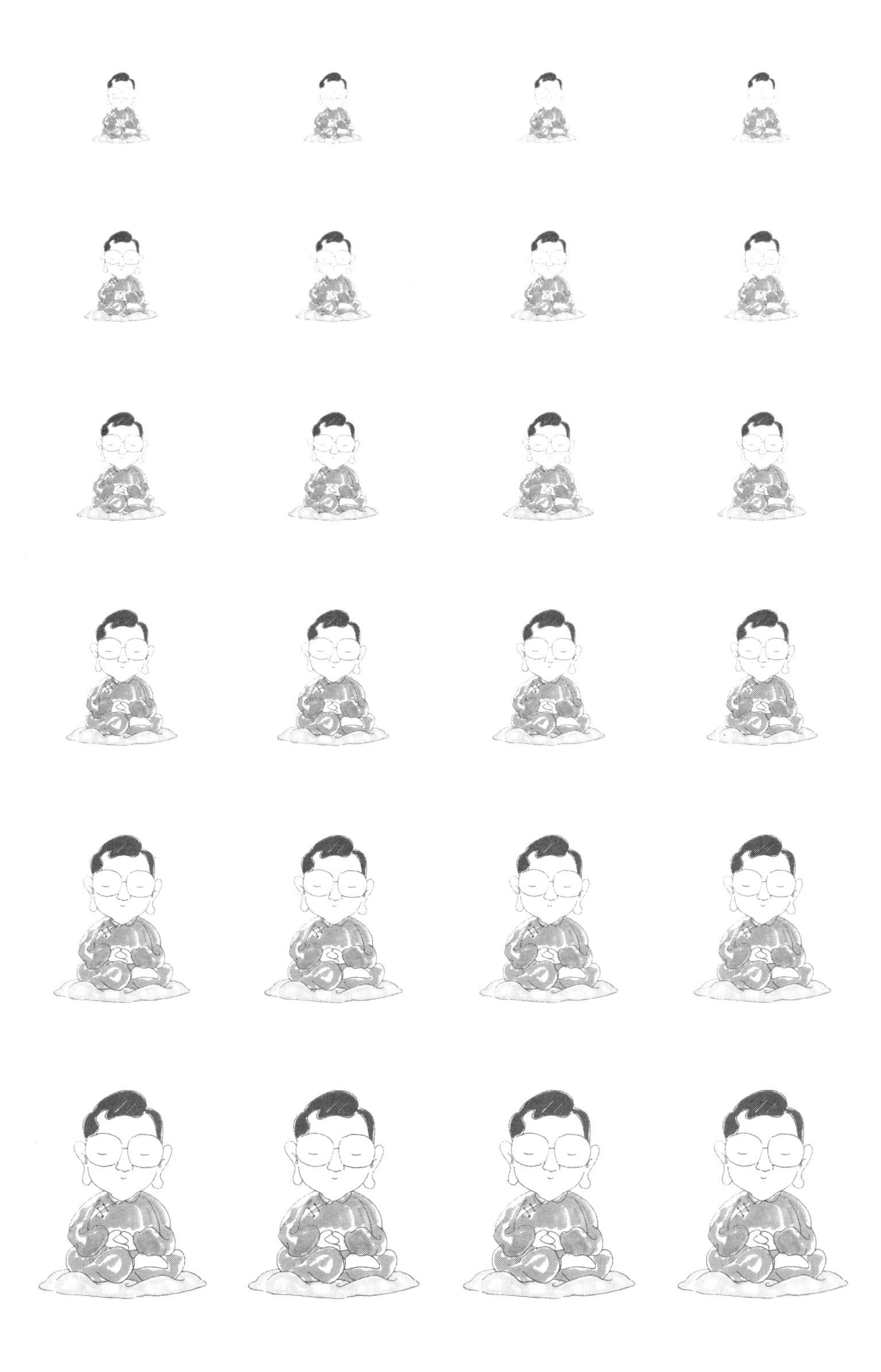

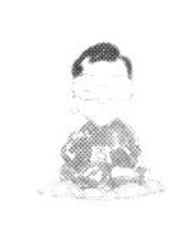
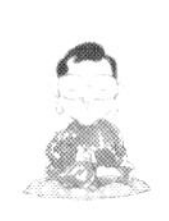
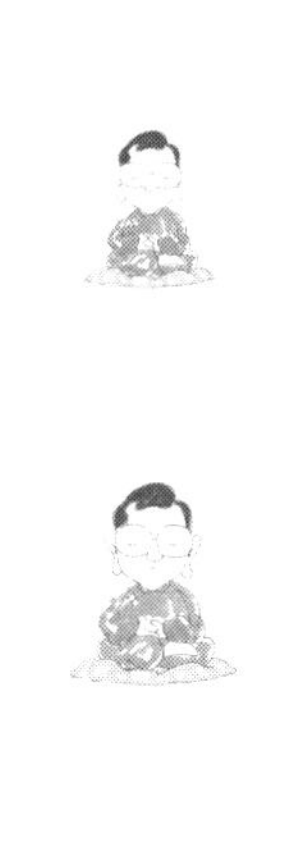
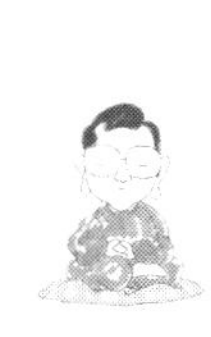

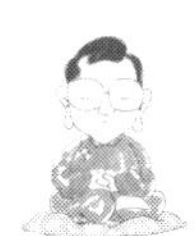
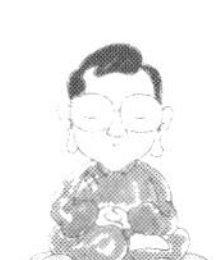
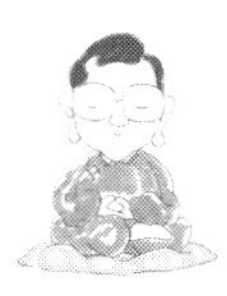
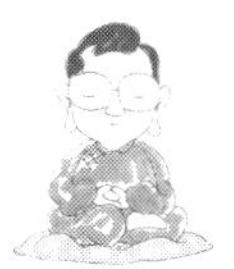
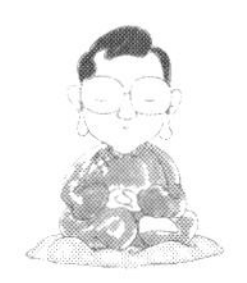
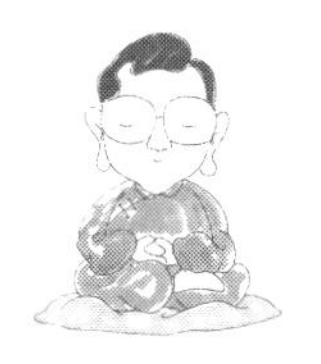

PART⋯⋯⋯❸

# 靜坐的姿勢

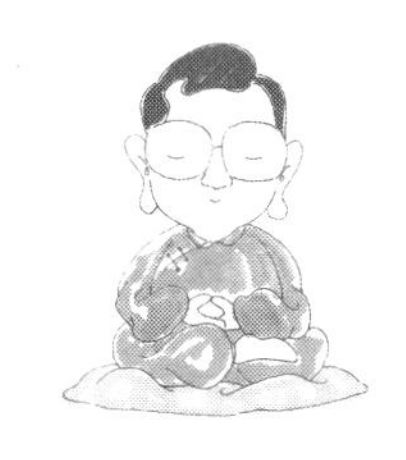
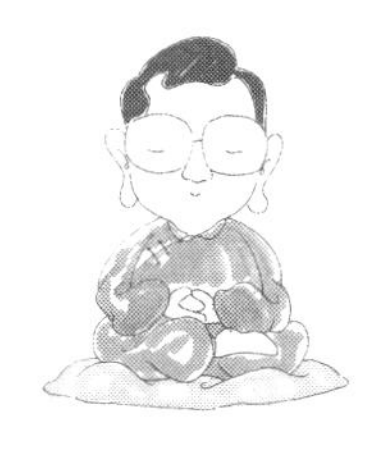
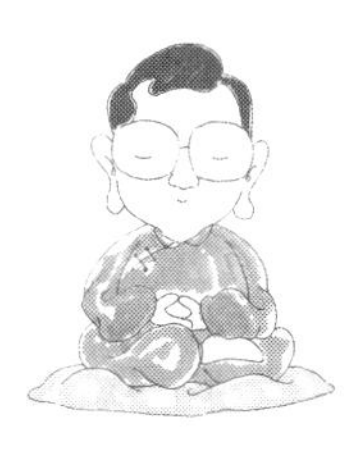
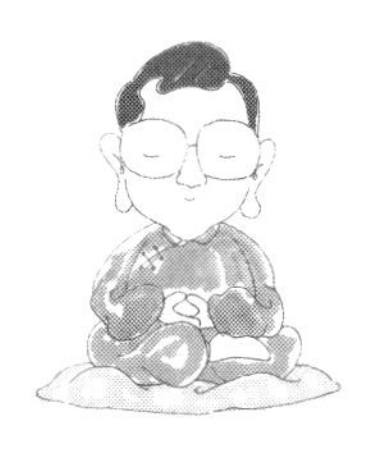
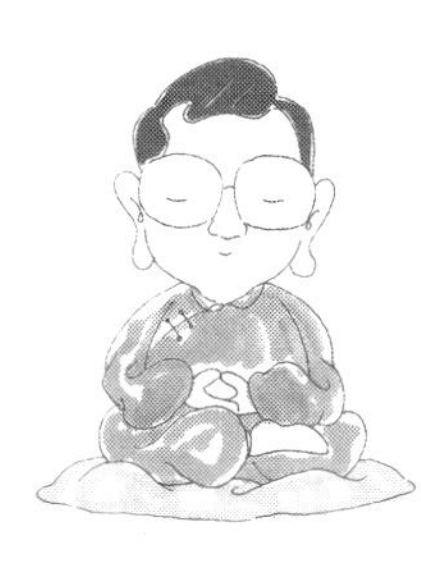
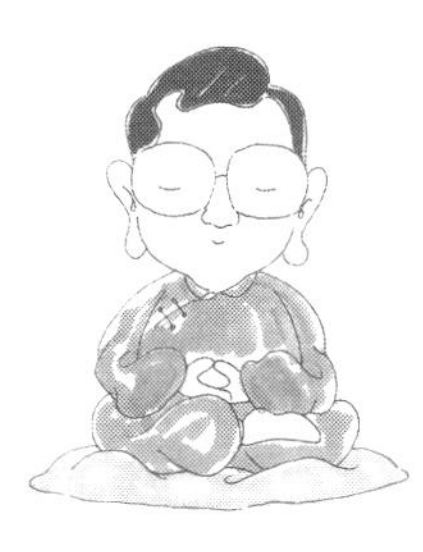
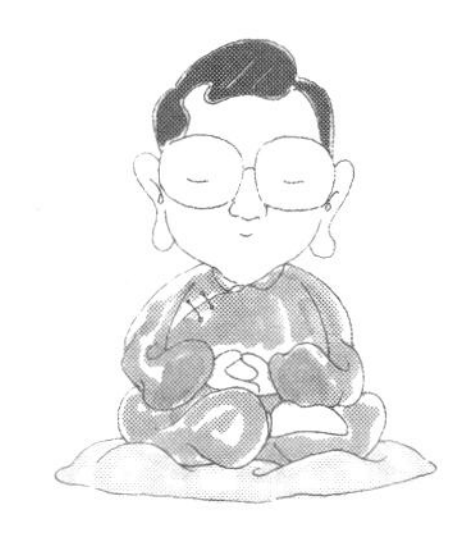
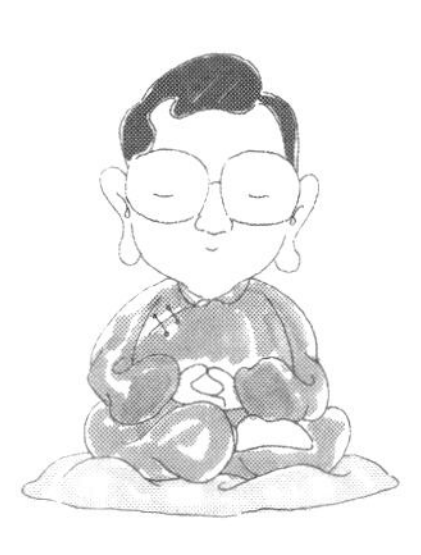

# 姿勢

坐禪時要採取正確的姿勢，在佛教中稱為「毗盧遮那七支坐法」，也就是坐禪時必須要具備的七個姿勢的重點：

1. 雙腿盤坐
2. 背脊直豎
3. 手結定印
4. 兩肩宜平
5. 舌抵上顎
6. 頭平正，收下顎
7. 雙眼微張

具備這七個要點的姿勢對人類而言，是最安定與自然的姿勢，可以讓我們全力調整心念進入寂靜安定的境界。

## 1　雙腳盤腿的坐姿

在坐禪的姿勢裏，最安穩的坐姿就是雙腿盤坐的坐姿。但是雙盤的坐法，初學者比較難以達到，因此剛開

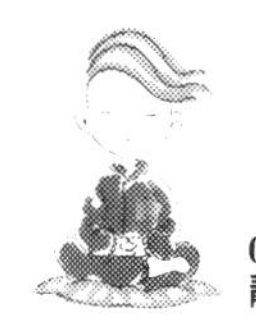

始不一定能採用，但如果是無法採用雙盤姿勢的人，最好也能用單盤坐姿，再不行才採用散盤。

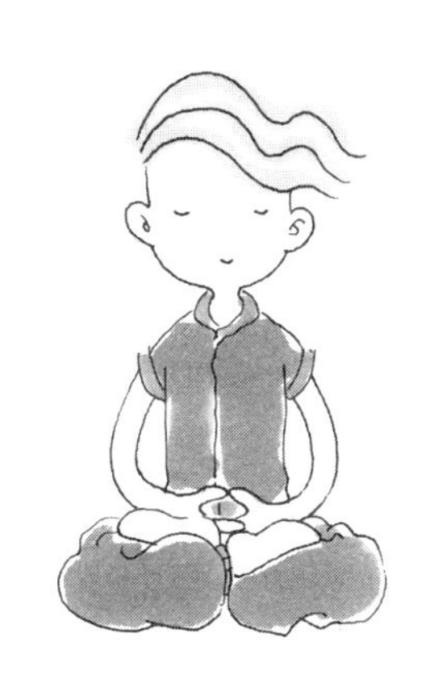
雙盤是身心最安穩的坐姿

## 雙盤坐姿

雙盤的姿勢有兩種：

⑴以右足置於左邊大腿之下，將左足置於右邊大腿之上，稱為「降魔坐」。

⑵或以左足置於右腿之下，將右足置於左邊大腿之上，稱為「吉祥坐」。

## 單盤坐姿

雙盤坐是身心最安穩的姿勢，然而剛開始學習靜坐的人，並不容易達到，此時可採用單盤的方式。

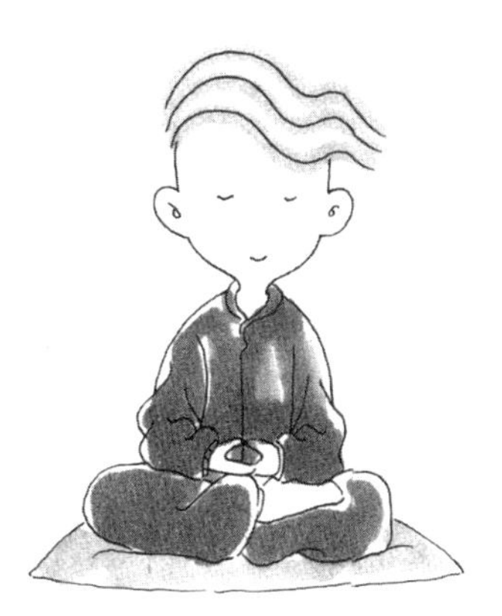
剛開始無法雙盤的人
可採用單盤坐姿。

單盤的姿勢有兩種：

1.以右足置於左邊大腿之下，將左足置於右邊大腿之上。（如圖）

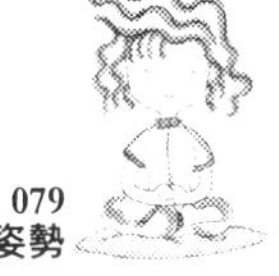

2.或以左足置於右邊腿之下，將右足置於左邊大腿之上。手的姿勢和雙盤時相同。

單盤坐比較不易平衡，容易使脊柱傾斜而將一肩抬高，也比雙盤不耐久坐。採單盤坐姿時，由於一般人的腿尚未完全放鬆，因此置於上方之腿，膝蓋常不能貼在坐墊上。如果空隙小，可以不必理會；如果空隙太大，感覺腳懸空不舒服，可用軟墊置於懸空的膝蓋下，以填實空隙，使坐姿平穩。有時雙盤太久，覺得酸、麻、疼痛無法忍耐時，可改成單盤。

### 散盤坐姿

如果有的人因為肌肉與骨骼比較僵硬，或是老人家即使單盤也很困難時，可以採取散盤的坐姿。兩條腿先交叉置於地面，平平向內、向後收縮，兩腳掌朝上，置於大腿之下。

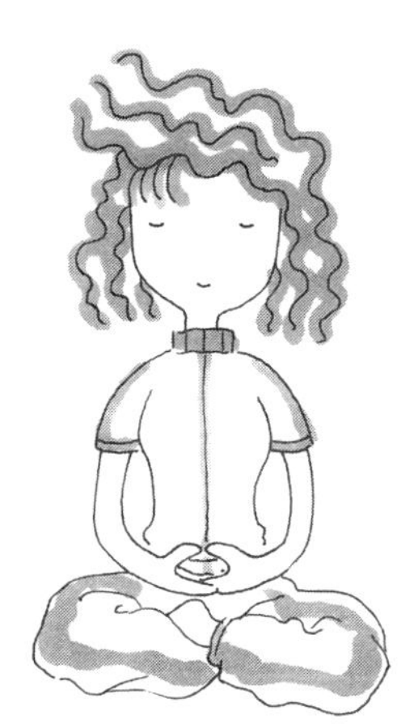

如果無法單盤，
可以採用散盤的坐姿

### 調適坐姿的小秘方

如果盤腿時感到腿部太僵硬而無法安適盤腿，可以

利用前面所說的坐禪輔助運動來放鬆雙腳。

另外，一般人的大腿骨、小腿骨、大腿肌肉，臀部，胯骨、尾閭骨跟大地之間的關係都是對抗、緊張的關係。我們可以利用蒲團的輔助，來減輕腰部受到的壓力。我們安坐在蒲團二分之一的地方，再依照以下的步驟來盤坐。

⑴首先，我們將尾閭骨完全放鬆，胯骨全部放下來，臀部的肌肉放鬆放下，讓臀部跟大地完全聯結在一起。

⑵再來想像從大地中生出一朵柔軟的大蓮花，就像佛陀安坐在蓮花上，想像這朵蓮花，乃至大地都是我們身體的一部分。

在這個姿勢上，我們要注意：自身與大地之間的聯結，應該是一種柔軟服貼的關係，而不是緊張的尖銳關係。

如果感覺還不夠穩固，可以將雙手撐著地上，再把盤著的雙腿往上提，然後放下；讓臀部往上提，再放下，如此就很穩固的坐在蒲團上了。跟大地完全結合在一起。

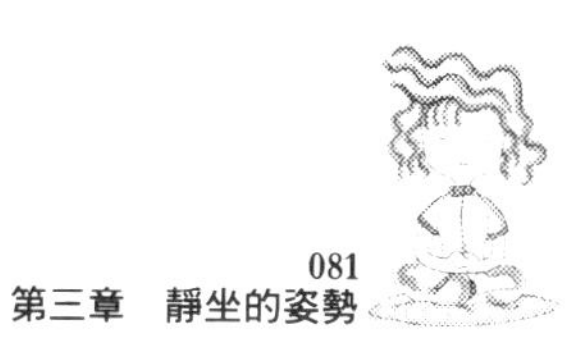

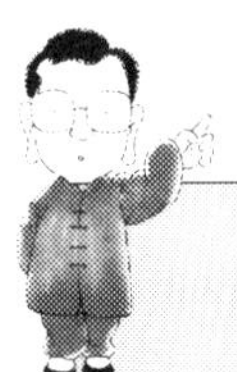

## 女性特別注意

盤腿而坐的時候，女性朋友特別要注意：雙足的足根不要抵在小腹上，要和小腹保持約一吋的距離。這是因為男女的生理構造不同，女性如果將足根壓在小腹上，容易引起下腹的不舒適。

## 2 背脊直豎

坐禪姿勢七個要點中，第二個要點是背脊自然直豎。

一般人經常會有彎腰駝背：兩肩內陷的習慣姿勢，很多人在開始坐禪時，也經常有這種坐姿。這種姿勢，剛開始會感覺坐起來很舒服，心念也易集中，但是事實上頸背會漸漸感到有壓力，背部、肩部也會逐漸緊張，而背脊的彎曲，則會使心念弛緩，頭腦反應不靈敏，心思散亂，不容易專心。

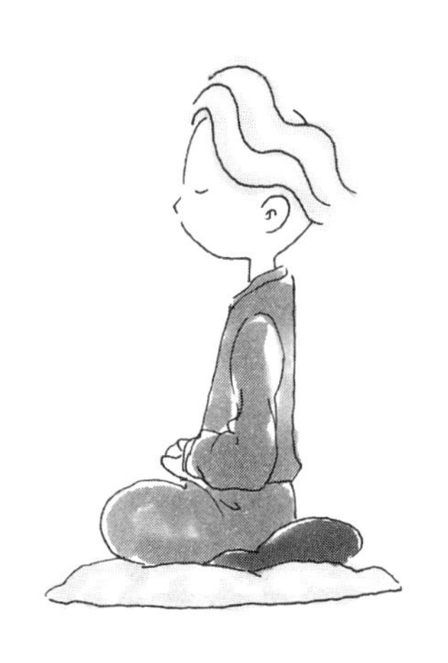

背脊直豎能使意念容易集中

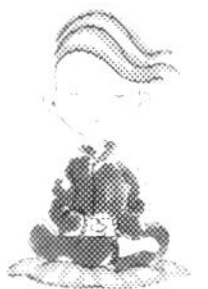

利用前面所說的坐禪輔助運動來放鬆雙腳。

另外，一般人的大腿骨、小腿骨、大腿肌肉，臀部，胯骨、尾閭骨跟大地之間的關係都是對抗、緊張的關係。我們可以利用蒲團的輔助，來減輕腰部受到的壓力。我們安坐在蒲團二分之一的地方，再依照以下的步驟來盤坐。

⑴首先，我們將尾閭骨完全放鬆，胯骨全部放下來，臀部的肌肉放鬆放下，讓臀部跟大地完全聯結在一起。

⑵再來想像從大地中生出一朵柔軟的大蓮花，就像佛陀安坐在蓮花上，想像這朵蓮花，乃至大地都是我們身體的一部分。

在這個姿勢上，我們要注意：自身與大地之間的聯結，應該是一種柔軟服貼的關係，而不是緊張的尖銳關係。

如果感覺還不夠穩固，可以將雙手撐著地上，再把盤著的雙腿往上提，然後放下；讓臀部往上提，再放下，如此就很穩固的坐在蒲團上了。跟大地完全結合在一起。

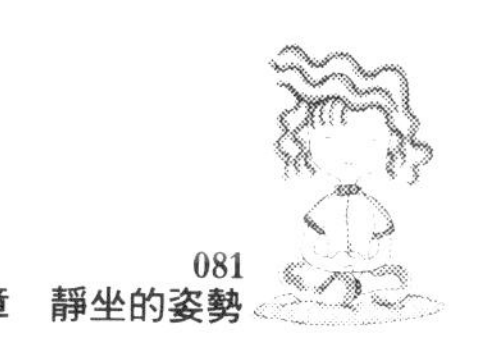

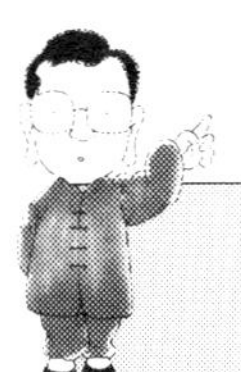

## 女性特別注意

盤腿而坐的時候，女性朋友特別要注意：雙足的足根不要抵在小腹上，要和小腹保持約一吋的距離。這是因為男女的生理構造不同，女性如果將足根壓在小腹上，容易引起下腹的不舒適。

## 2 背脊直豎

坐禪姿勢七個要點中，第二個要點是背脊自然直豎。

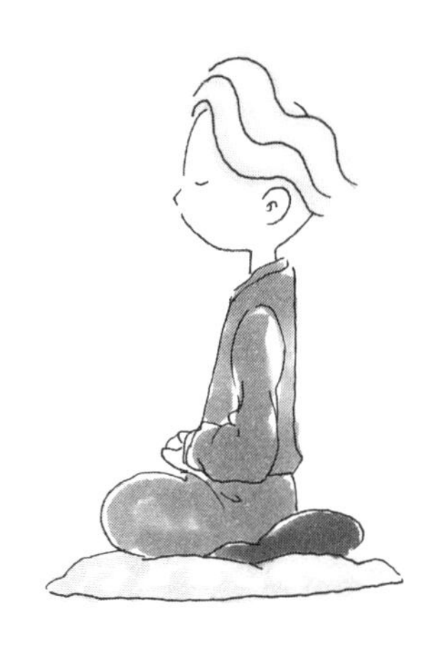

背脊直豎能使意念容易集中

一般人經常會有彎腰駝背：兩肩內陷的習慣姿勢，很多人在開始坐禪時，也經常有這種坐姿。這種姿勢，剛開始會感覺坐起來很舒服，心念也易集中，但是事實上頸背會漸漸感到有壓力，背部、肩部也會逐漸緊張，而背脊的彎曲，則會使心念弛緩，頭腦反應不靈敏，心思散亂，不容易專心。

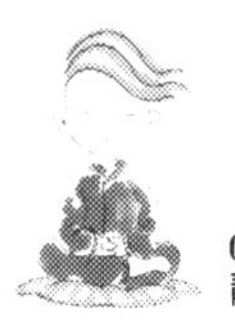

背脊直豎，能使心力集中，減少妄念，而坐禪久了之後，我們會發現背脊不必刻意去挺而自然正直，這是因為氣機通暢的緣故，絲毫不必用力，自然直豎，如此心思自然容易入定。

當我們背脊調整直立時，身體不要彎腰駝背，或者是向前俯或向後仰，但是也不要讓全身的筋骨過分用力挺直，而使身體僵硬，我們可以依照以下的步驟來調整：

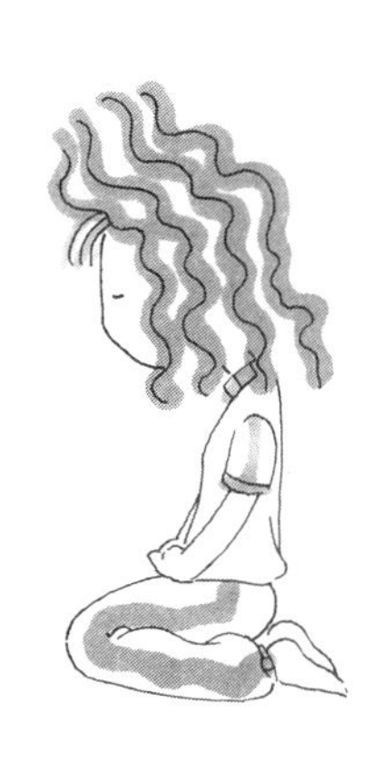

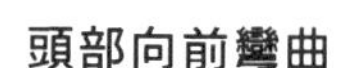

頭部向前彎曲

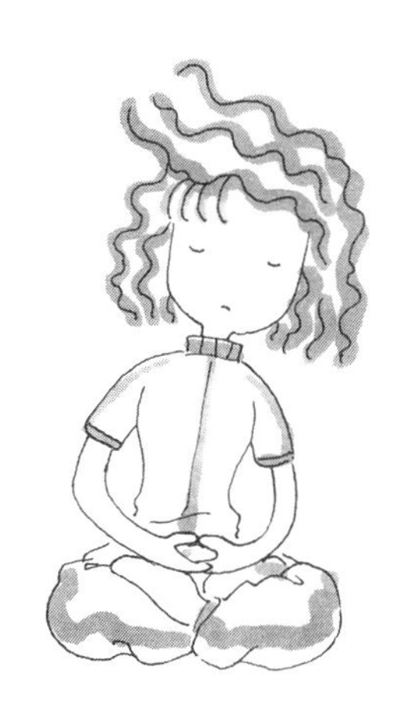

身體向左右傾斜

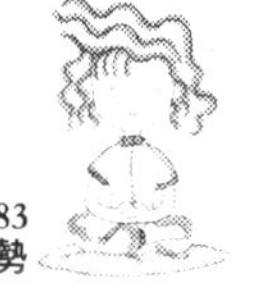

⑴先把身心完全放鬆下來。

⑵大椎骨放下，肩胛骨放下，腰自然扶直，但不必刻意挺起，就像浮在水中一般，完全不必用力。

⑶胸骨放鬆而直，但是不需要刻意挺起胸部，否則火氣容易生起。

⑷脊骨自然筆直，從脊骨的最下面，一節一節的脊椎骨鬆開，再一節一節像銅錢一樣疊上去。

⑸整個脊椎骨就像吹氣球一般，自然飽滿直立。依照以上這些步驟，就能使背脊自然直豎。

## 脊椎骨不要左右傾斜

一般人的脊背往往是向右或向左邊傾斜。這種姿勢會導致身體的一側緊張，而另一側擠壓，長期如此，將引起身體兩側酸痛，骨盆也會受到不良的影響。

另外，也有些狀況是因為腿部筋骨與肌肉太硬，盤腿時，一邊膝蓋翹起，使身體傾向一側；或者因為需要用力使膝部觸地，而使身體產生不自然的緊張，以致於傾向一側。如果要調整這種現象，可以先將上半身軀幹向前盡量趴向地面伏至極點，使其置於兩膝兩腳之間，然後徐徐豎直，如此不再會傾斜了。

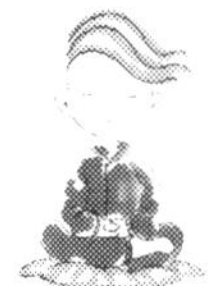

## 3 手結定印

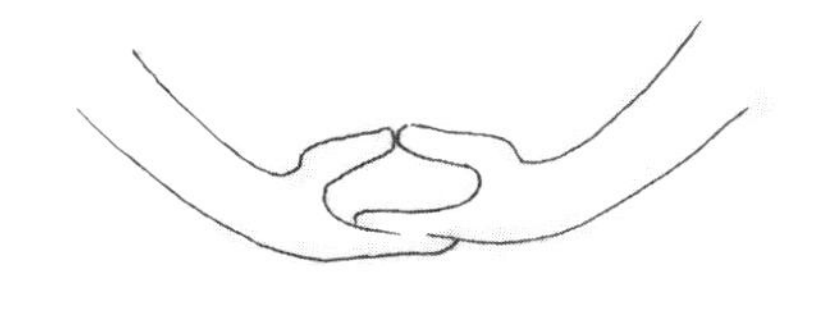

手結定印使身上氣血流通

在手的姿勢上，我們雙手結成定印，這個姿勢能使身上的血氣互通，使全身氣脈自然周流通暢。這是一種很安定的姿勢，能使心理自然產生寧靜的感覺。

我們可以依照以下的步驟來練習：

⑴我們將兩手由兩側慢慢的向上浮起，鎖骨放鬆，肩膀放鬆，手肘放鬆，手腕關節放鬆，手掌放鬆，手指頭放鬆。

⑵當兩手完全放鬆之後，我們會感覺到手就像浮在水中一樣。

⑶接著，手慢慢放下來，將左右兩手掌相疊，兩手掌心向上，手背朝下，把左掌放右掌上。兩拇指輕輕相拄結成橢圓形，自然輕放在大腿上。

⑷當這個姿勢做好之後，我們兩手會像插座和插頭的電接通一般定住，不再妄動了。

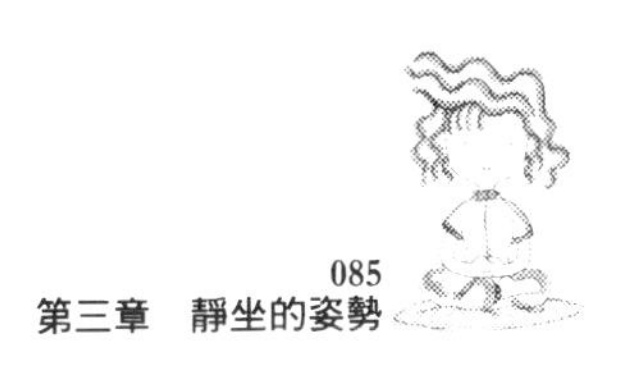

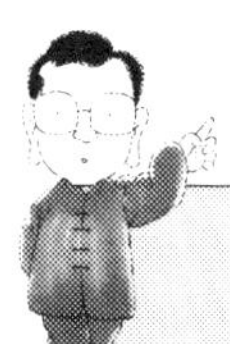

## 手印的拇指不要突起

手結定印時，注意兩個拇指不要突起，或是拇指與其他各指接合，或兩個姆指不接合在一起，應該將兩拇指自然相接，使氣息相通，與其餘各指之間結合成一橢圓形。

有的人會有懸空結手印的姿勢，而使雙肩肌肉緊張，應該自然置於雙腿之上。如果手太短，無法放在腿上，也可以在腿上加一個軟墊墊高。

## 4 兩肩鬆平

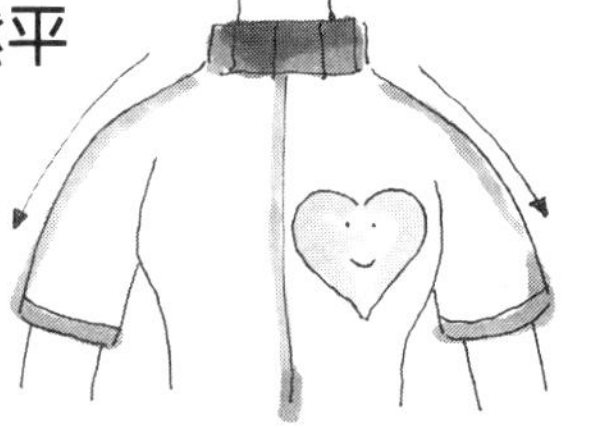

兩肩鬆平，讓身心容易放鬆

在肩膀的肌肉上，我們要使兩肩肌肉放鬆，讓它適度平展，此時如果從側面看，自然成為一直線。平常有彎腰駝背習慣的人，兩肩可能會向前含胸；太緊張挺胸則兩肩就會向後擴張，這都不是正確的姿勢，但剛開始時不必勉強，靜坐久了會自然鬆開。

我們可以依照以下的步驟來練習：

⑴首先將兩肩完全放下，肌肉放鬆。

⑵肩胛骨完全放下，放鬆，這時肩膀從側面看是一

條直線。

⑶身體自然正直，不偏不倚，感覺很舒服。

當我們的兩肩放平之後，從側面鬆下來，放鬆下來，左肩拉過來到右肩是平平的一條線。

兩肩放下，平行成一條線之後，我們的身體就不偏不倚了。

## 5 舌頭輕抵上顎

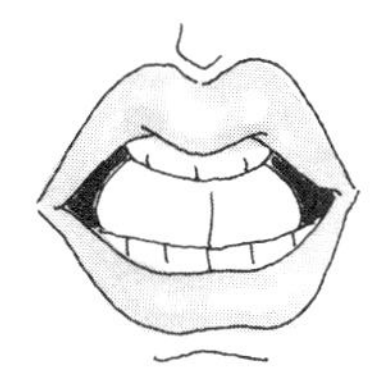

舌頭輕輕抵上顎會自然有唾液產生

靜坐時，我們將嘴輕輕閉上，讓舌尖自然輕微抵於上牙齦，不要用力，這樣津液自然產生，如果有口水則緩慢順勢嚥下。因為舌頭有許多神經，非常敏感，所以不可用力。

我們可以依照以下的步驟練習：

⑴首先將口放鬆，輕輕閉合。

⑵舌頭、牙齒、牙齦完全放鬆，輕輕抵住上顎，即上牙齦後方。

⑶如果有唾液自然產生，可以慢慢將口水自然嚥下。

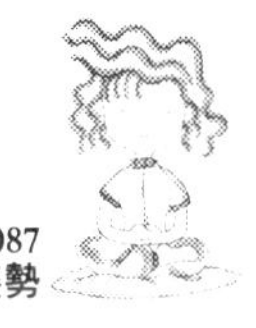

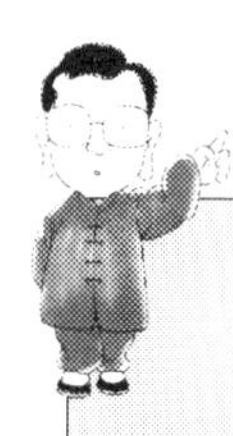

## 舌頭不要用力

切記舌頭只須輕輕抵著上顎，不必用力，唾液自然產生。

## 6 頭平正，輕放下顎

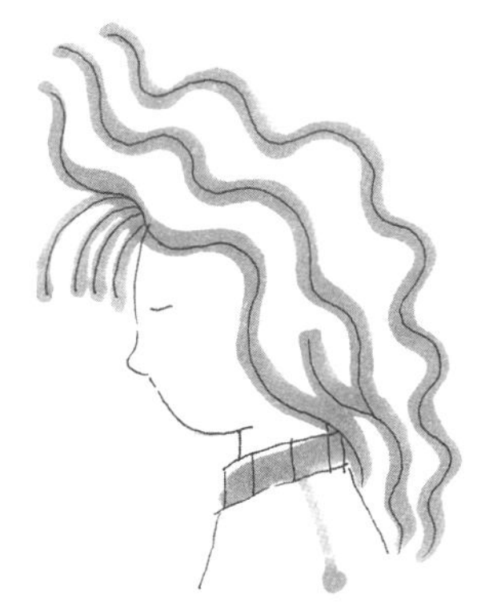

頭正平，輕放下顎，
使頭腦更清明

這時我們的下顎向內收，稍微壓住頸部左右兩條動脈，但不可低頭，而是使頭正直。

一般人經常有下顎突出的習慣，造成頸部與脊椎壓縮，使頸部與脊椎受到異常壓力，不但造成靜坐時氣血不暢而不易入定，平時也容易造成頭腦昏沈不清，養成注意力不集中的習慣。對治方法為收下顎，使頭部成為正直的姿勢，整個向頸部回收，所以背脊與頭部平齊，而非頭向前傾。

靜坐時，頭部如果有前傾低頭的習慣時，可以按照以下的步驟來調整：

⑴背部的大椎骨放鬆放下。

⑵肩胛骨放下。

⑶下顎完全放下鬆開，頸部放鬆。

⑷頭保持正直，平平將下顎收回。

⑸這時可以感到下顎肌肉是完全放鬆柔軟的，而非僵硬的。

這時，我們就達到輕收下顎的正確姿勢了。

## 7 雙眼自然微張

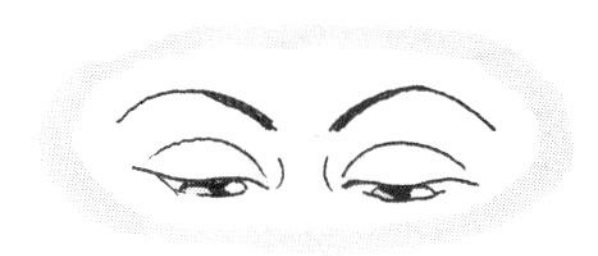

眼開三分不容易睡著

我們的眼睛很敏感，容易受到外物吸引而影響心境；所以坐禪時不適合完全張開。

但是如果完全閉上眼，又容易昏沈、想睡覺，或容易產生幻相，所以最好的姿勢是微微張開，眼睛大約微開三分，視線落在眼前兩、三尺的地方，對一切事物視而不見。

這時不要將視線投注於某一點，而是把它看成一片；不必用力看，只要把心專注在方法上就可以了，睜開眼睛只是為了防止睡著而已。如果坐久了，眼睛疲累，可以閉上眼稍稍休息一會兒，但不要養成坐禪時閉眼的習慣。

我們可以依照下列的步驟來練習：

⑴眼睛從內部放鬆出來。

⑵下眼瞼不動，上眼瞼輕輕垂下，自然開三分眼。

⑶視線自然落在眼前兩、三尺的地面上，對一切事物視而不見，不要盯在一點上看。

如果剛開始不習慣，感覺眼睛疲勞，可以閉上眼休息一下再張開。

## 8 其他靜坐姿勢

除盤坐的姿勢之外，還有以下的姿勢是日常生活中經常可以運用的坐禪姿勢：

### ・椅子上的坐姿

平常我們坐於椅子上，或在辦公室，都可以用這種

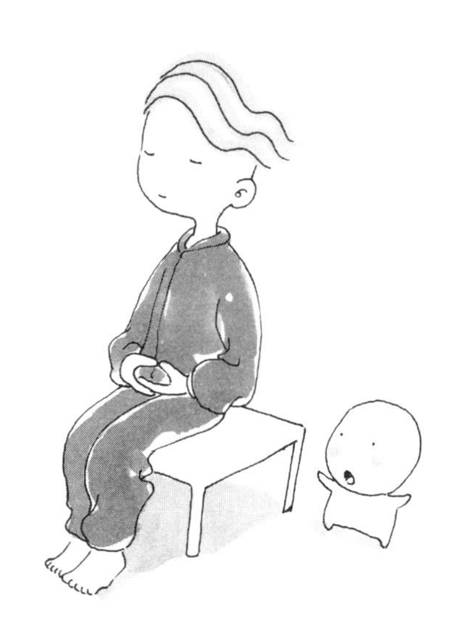

在椅子上坐禪的姿勢

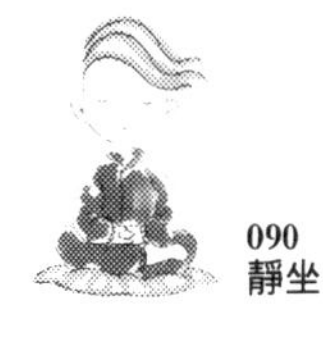

姿勢來練習。

我們可以依照以下的步驟來練習：

⑴坐在與膝同高椅子上，兩腳平放在地上。

⑵兩小腿自然垂直，兩膝與大腿垂直。

⑶背部不要靠著椅背，臀部可以坐實，讓大腿和小腿成一直角。

⑷上半身的姿勢同前盤坐法所說。

如果坐時椅子太高，可以把兩腳墊高；如果太低，可以在椅子上加坐墊，重點是讓大、小腿成直角。如果冷的話坐時腿上可以加蓋衣服，注意，雙足不要直接踏在冰冷的地上，可以用布墊著，隔絕地氣。

**·站立的姿勢**

用站立的姿勢坐禪，是平常站著或是在辦公室內都能練習的方法。

首先我們將兩腳打開大約與肩同寬，重心置於腳掌，腳掌完全踏在地上，感覺似乎可以踏入地中一般。兩膝不要用力，膝蓋不要打直，膝蓋放鬆而使其自然微彎，上半身的腰與背自然與地垂直，使脊椎一節節往上疊，尾閭骨與地面垂直。

兩肩、兩手自然下垂，讓頸部、頭部與脊椎形成一

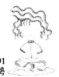

直線。全身放鬆到最佳狀況，心情保持寧靜，眼睛可以開三分，或者自然開閉都可以。

這七個姿勢中，有些人剛開始會感到不太習慣，但其實這是身心最平衡諧調的姿勢。

長期的不良姿勢，容易造成身體的不適。如果剛開始學靜坐時，沒有正確的姿勢，可能會使靜坐時，身體就不舒服，還要花很久的時間，作調整姿勢的運動，才能調整回來。

例如：一般人常有彎腰駝背的習慣，如果保持一段時間，就會感覺不舒服；為了減輕身體某一部分的不適，一定會移動身體的其他部位，結果造成全身的緊張，破壞身體的平衡，也影響到心理的安定。

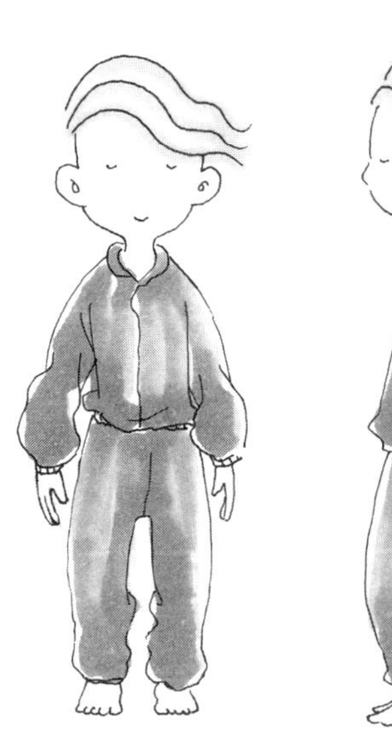

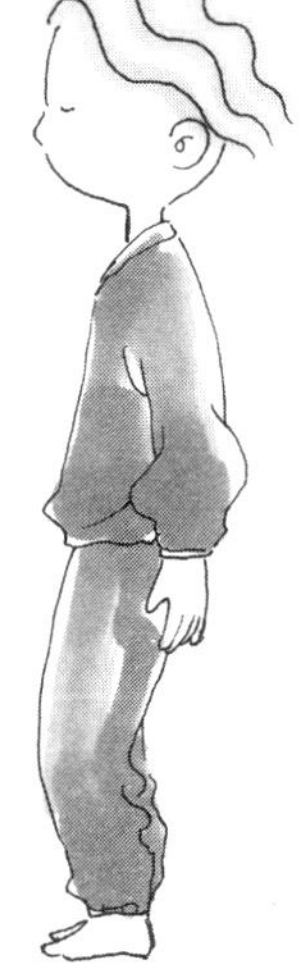

站立練習靜坐的姿勢

具備以上靜坐姿勢的要點之後，我們

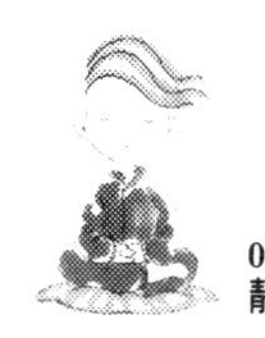

就可以身心安穩的開始進入靜坐的世界。

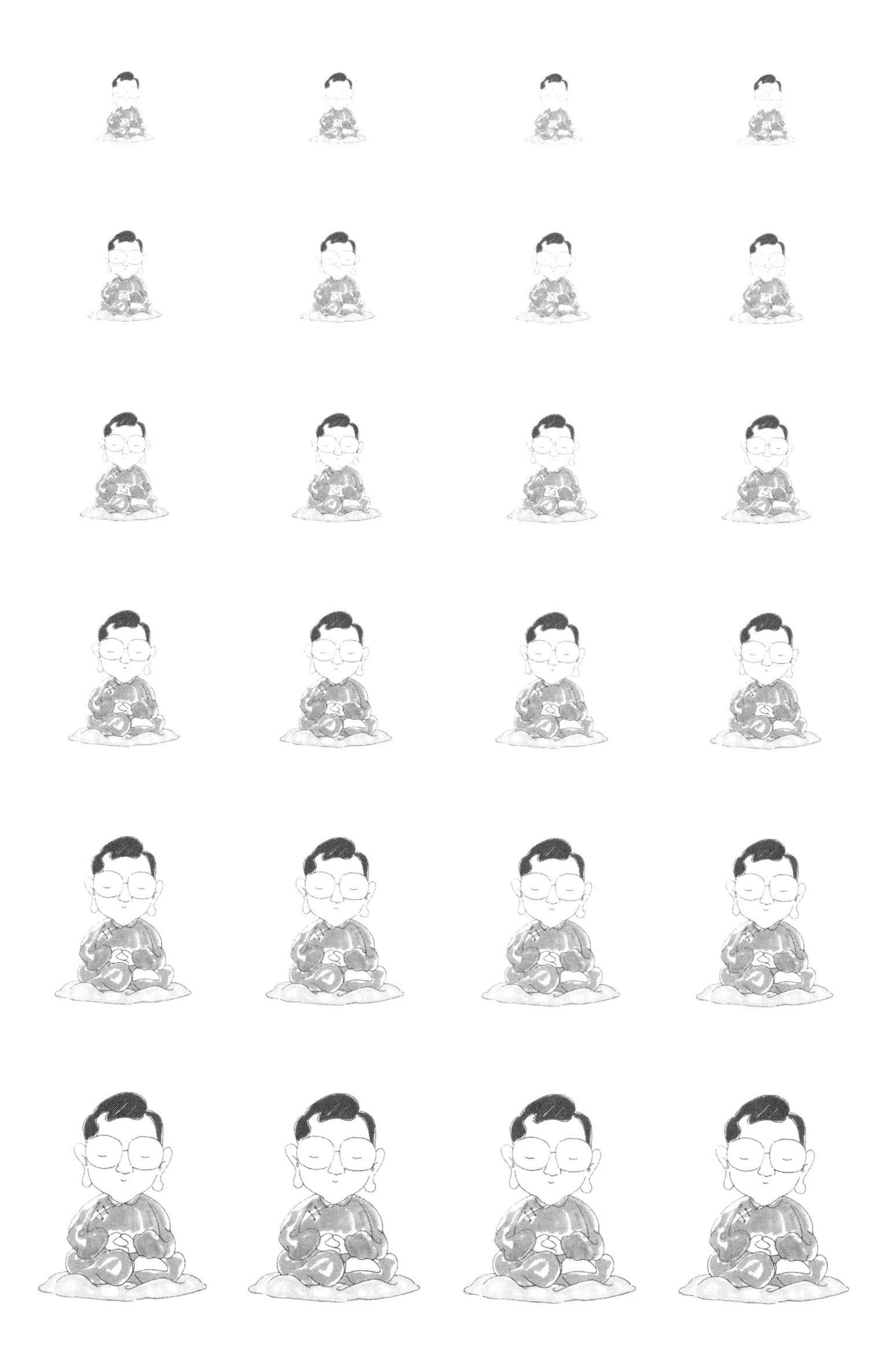

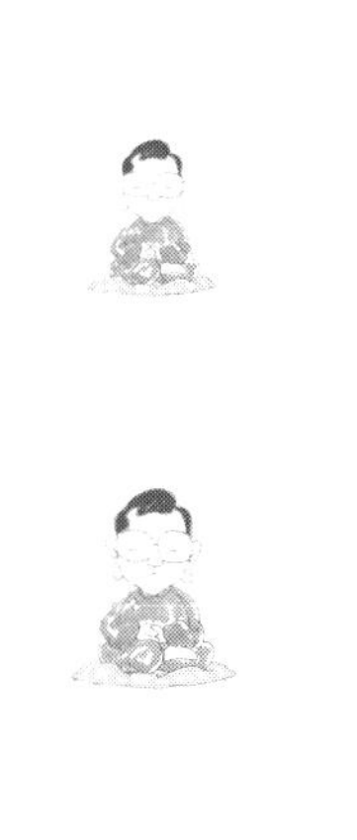
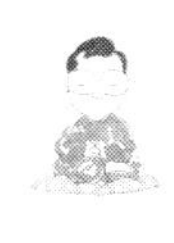
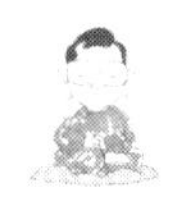
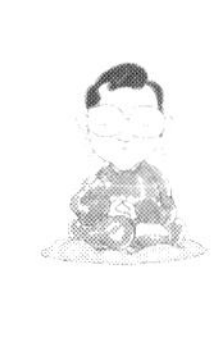
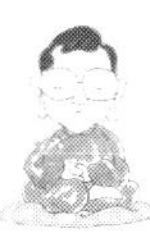
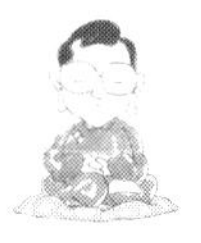
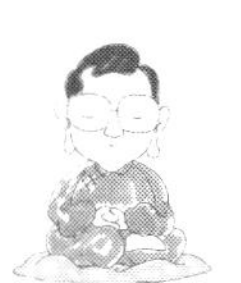
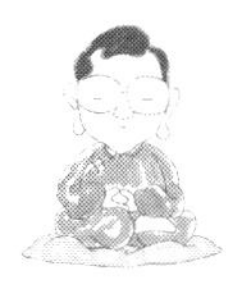
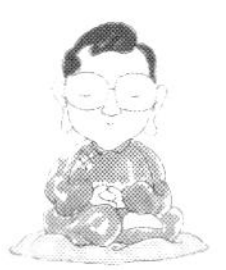
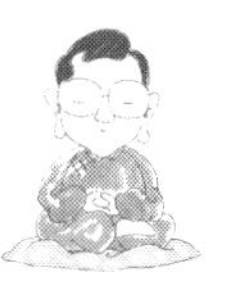
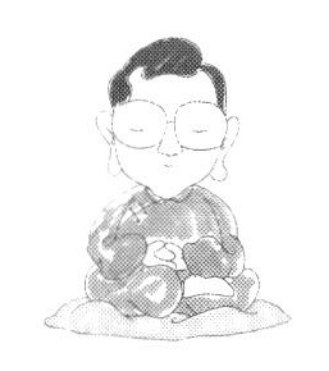

**PART ………❹**

# 静坐的方法

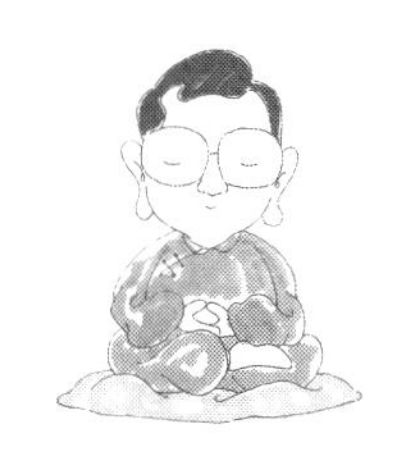
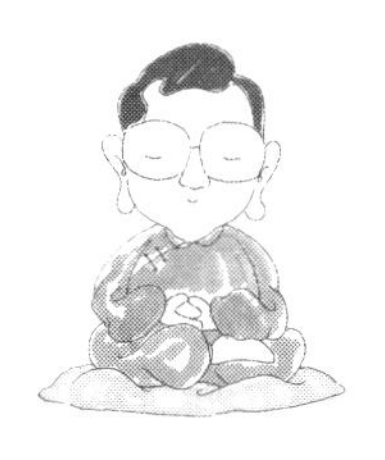
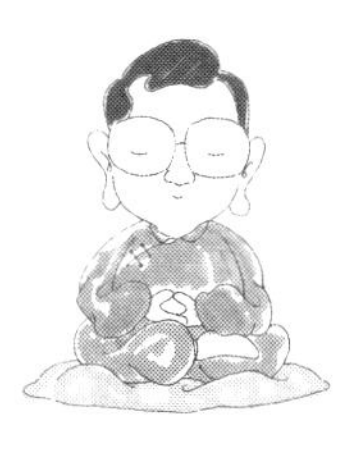
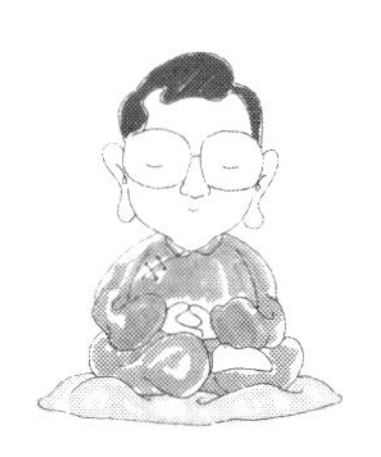
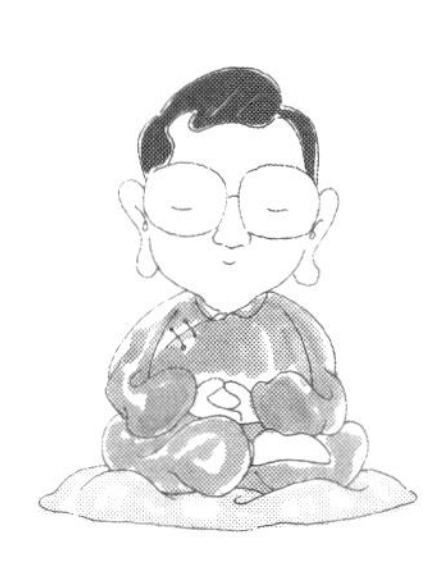
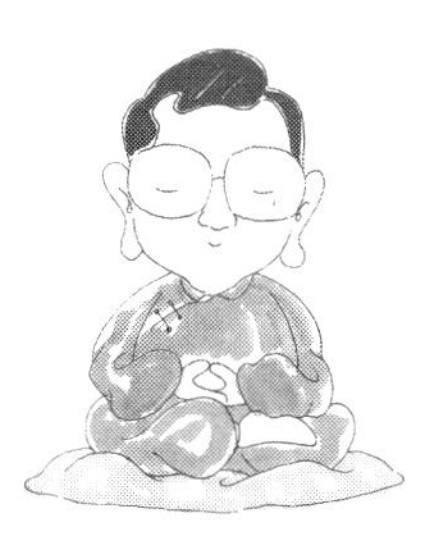
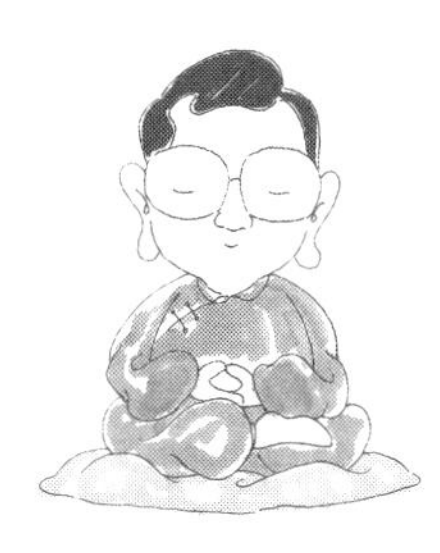
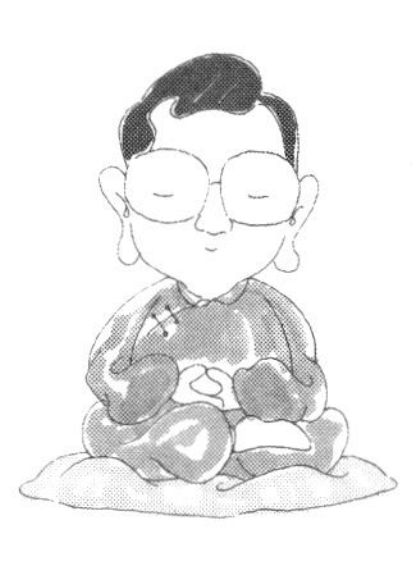

# 數息

靜坐，並不只是靜靜的坐著而已，而是透過專注的鍛鍊，使身心有效昇華的方法。靜靜的坐著只是休息，無法使身心更加專注、昇華。

如果在靜坐時，我們的心隨著所浮現的影像而起伏，完全被浮現的念頭所牽引，而無法控制，那麼這就不是靜坐，而成為胡思亂想了。

也有人在靜坐時，看起來好像都不會動，但是卻昏昏欲睡，或是腦袋空空的呆呆坐著，這樣的靜坐只是在浪費時間，並不能為我們的生命帶來正面、積極的幫助。

因此，靜坐必須透過有效的方法，才能使我們的身心產生更大的能力。

靜坐專注心念的方法有許多種，例如：注意力集中於某一點的「止法」，或是觀想身體內的痰膿等不淨，以破除對身體執著的「不淨觀」等，但在此我們僅介紹最安全、最普遍的「數息法」。

數息法就是數呼吸的方法。這種方法不但簡單、安

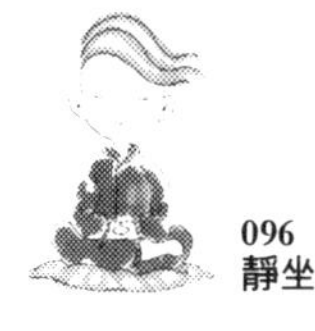

全，又能迅速達到靜心的效果。古來許多禪修者，是因為體會並應用微妙的呼吸，而使身心獲得極大的利益。

## 1 呼吸的重要

你曾經觀察過嬰兒的呼吸嗎？

嬰兒在母胎中時，並不是用口鼻呼吸的，而是用臍帶與母胎聯結，用腹內呼吸。當我們仔細觀察嬰兒呼吸時，會發現他們的腹部還是隨著氣息而起伏，依然使用著腹式呼吸。

為什麼我們長大以後，就不再用腹部呼吸了呢？

壓力是最大的原因。

在日常生活中，我們可以觀察：當自己被老闆大罵或被父母師長指斥時，是不是身體會不自覺地，肩膀往上聳起，背部也僵直的隆起？呼吸也就變得又淺又粗了。

就像一隻貓遇到了威脅時，背自然會弓起來展現出防禦姿勢。但是如果我們長期身心緊張，那麼呼吸也會愈變愈短，雖然用力的想吸氣，卻越吸不到空氣。

因此，我們從嬰兒時期健康的身心，隨著成長的過程，日漸處於壓力下，慢慢的呼吸往上提起，並且變粗了，所以就由腹式呼吸慢慢轉成胸部呼吸。這樣一來，

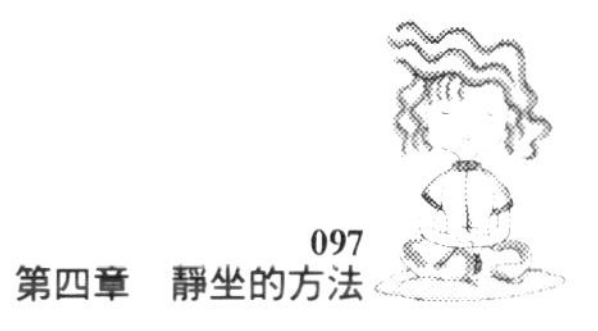

我們的生命活力自然減弱。

在現代的醫學中，呼吸與身心的關係，也成為有趣的研究項目。像現代的精神病理學家魏爾漢・瑞奇（Wilhelm Reich）他經過了長久的研究之後，對呼吸和心靈、情緒之間的關係，發表了以下的看法：「沒有一個精神病人可以深長而均勻地呼吸。」這個觀察，真是十分發人深省的。

瑞奇的學生、同時是精神病醫師亞歷山大・魯文（Alexander Lowen），他也是生物能量療法的創始人。經過他長期的觀察後，他說：「每一種情緒的問題，都會反映在雜亂的呼吸上。」

可見呼吸與心念、情緒竟連結的如此深密。所以我們想獲得清明平靜而愉悅的心，必然會伴隨著深長而均勻的呼吸。

另外，有些醫生和醫學研究者也發現，疾病痊癒的第一個徵兆，就展現在規律的呼吸上。由此可知，順暢而規律的呼吸，象徵著身體長遠的健康。

## 2 數息法的好處

我們了解呼吸對身心的重要性之後，就可以了解使

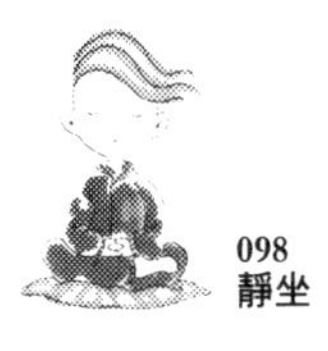

用數息法對我們身心的養生有多麼迅速直接的效果。

數息法在解除壓力、沈靜心緒上的效果上尤其顯著。

現在我們所生活的環境，無論是人際關係、工作、學業等各方面，都比古代複雜太多了，但是人類的身心卻反而比以往脆弱，因此修學數息法是最佳的選擇。

將我們的心念專注於呼吸，不只能夠澄靜我們的心靈，讓心念遠離於負面的情緒與意念，並且產生專注的定力。這種定力能使我們的呼吸變得更綿細。

而用「數息法」來靜坐，不但簡單，而且安全，又能迅速達到靜心的效果。這種方法將注意力放在呼吸上，利用它來收攝雜亂的心緒。

數息法的「息」，是指人的呼吸、鼻息、氣息而言。一般人必須由自己的鼻孔出息入息，才能使身體健康，維持生命。如果用口來呼吸，對身體是不健康的，修數息觀，不但可以定心、淨心、還可以使身體健康、長壽。

數息法禪觀，對我們的身心有很大的利益，所以在古代印度，就把數息法禪觀和不淨觀禪觀，並稱為「二甘露法門」，也就是兩種長生不死的法門，可見數息法的重要。而數息法又比不淨觀普遍，適合大部分的人修

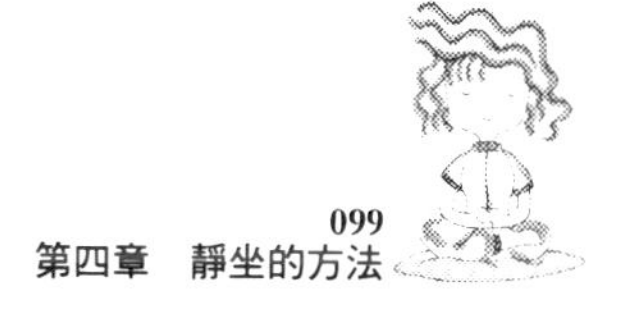

學，加上方法簡易、有效，不受時間、空間限制，所以非常適合現代人修學。

以下我們就來實際練習數息法。

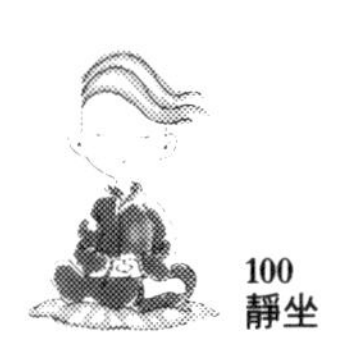

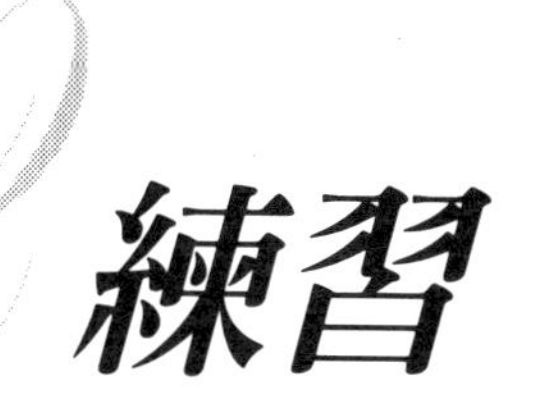

# 練習

數息，顧名思義就是用數呼吸的方法，將心專注在數字上，以達到定心的目的。

「數息」是定心最好的方法之一。當我們雜念太多時，就心浮氣躁，好不容易安靜之後又容易睡著，心無

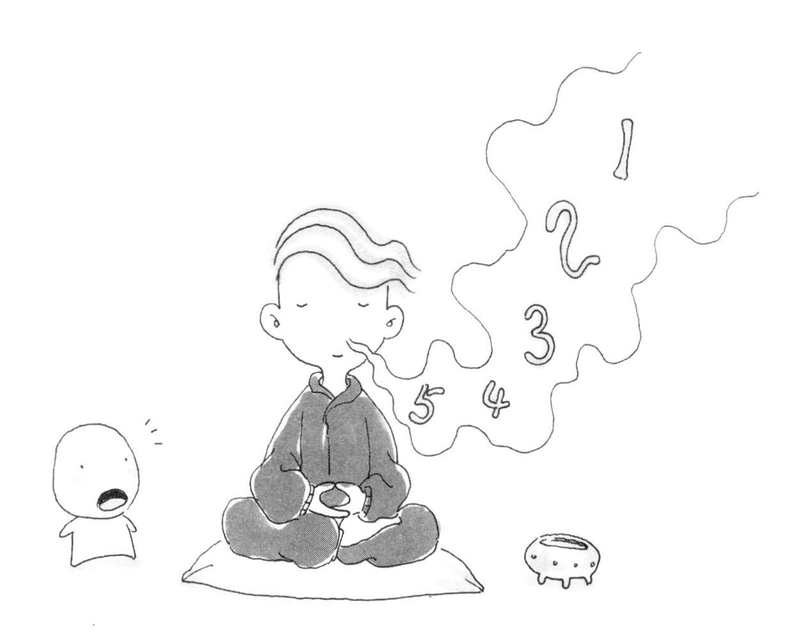


**數息法，可以迅速使身心安止寂靜，開啟智慧**

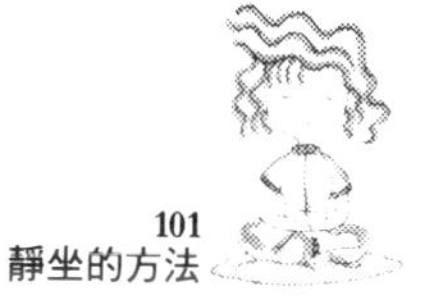

法安定澄明，保持在醒覺的狀況，所以我們可以利用數息的方法，把心專注在數字上，讓心念變得既沉靜又智慧明晰。

用數息法數息，可以數出息，也可數入息。對現代人而言，因為空氣的品質不良，所以數出息比較恰當，也可以排出體內污濁之氣。

「數息法」，就是以呼氣、吸氣為一個數字，數出息時，鼻中每呼出一息，就數一個數字，從 1、2、3、4……一直數到 10，安詳的數下去。

如果在練習數息時中間的數目字斷了，例如數到 3 就忘記了，或數超過了，只要一覺察到，便馬上從 1 再重新數起即可。

數出息的方法，很適合初學者；因為這種方法，氣息比較不容易急躁，身體也不會有脹滿的感覺，身心比較輕鬆，容易進入定境。

此外，平常人的出息比較長，入氣比較短，所以數出息注意力較容易集中。再來，現代社會的空氣污染嚴重，數出息對身體也比較有潔淨的作用。

若是採用數入息的方式，則是於吸氣時數一個數字，其餘和數出息的方式相同。

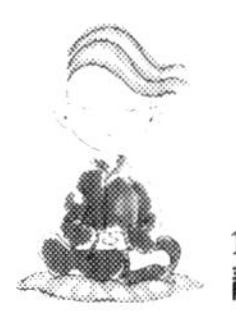

在數息時，不需要控制吸呼，或是刻意以腹部呼吸，只要自然呼吸就可以了。在練習數息法時，我們要了解並體會：呼吸本來就是一個客觀的自然存在，如同我們不用刻意注意呼吸，呼吸才會存在。這時，我們會發現，在數息時呼吸還是會有變化，正是因為心的變化而導致呼吸轉細而已，所以不需要去控制它的快慢深淺，它自然會調整。

在數息時，我們心中所專注的只是數目字，只注意數息的數字，其餘的都不管，也不要一次使用兩種方法，例如一邊數出息，一邊數入息，這樣注意力容易分散，反而很難達到效果。

練習數息法禪觀時，有以下幾個要點，我們可以依照以下的步驟來練習：

⑴首先，我們把身心完全放鬆、平靜安詳，全心全意放在呼吸上，一心專注的數息。

⑵我們觀察自己的呼吸，隨著鼻中呼出氣息，心中默數 1，然後隨著鼻中呼出第二口氣時，心中默數 2，如此順序數下去，一直數到 10，再重頭數起。十個數字間，一個數字一個數字，清清楚楚，相續不間斷。

⑶如果忘記數到哪裏，或是數超過 10，就重頭從 1

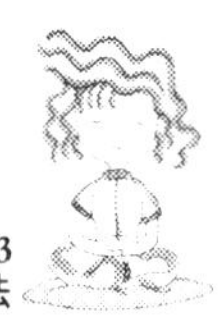

再開始數起。

注意，在靜坐中的呼吸，最好是以鼻子而不要用嘴呼吸。因為鼻子是專司呼吸的器官，而且鼻孔內有鼻毛，能夠過濾灰塵與微生物，所以靜坐時最好閉口，而用鼻子呼吸。

掌握了以上的要點，配合盤坐的坐禪姿勢，持之以恆地練習，在短期內身心就會迅速的改善，尤其是壓力過大造成的胃潰瘍、偏頭痛、高血壓等各種慢性疾病，效果最為顯著。

# 3 檢測

呼吸的良好與否如何檢測呢？

一般人呼吸的次數，每分鐘大約為十六次到十八次，一天的呼吸次數高達二萬三千多次，但大多是品質不佳的呼吸。經由坐禪的修練，我們的呼吸很快可以達到良好的狀態。

什麼是良好的呼吸？什麼是不好的呼吸呢？

我們可以觀察坐禪時的呼吸狀態：坐禪時的呼吸狀態，大約可以分為風相、喘相、氣相、息相四個階段：

1. 風相：這是指坐禪的時候，鼻子的呼吸，出入有聲音，自己及他人都能聽得到。這是一般呼吸較粗重者常見的現象。

2. 喘相：這時呼吸雖然已經沒有聲音，但是出入不順暢、結滯不通。

3. 氣相：這時呼吸不但沒有聲音，而且不會結滯不通，但還是很粗重，出入不細密。

4. 息相：這是呼吸調和柔細之相，不但沒有聲音，也不會結滯，出入不粗糙，呼吸綿綿細長，若有若無，心思安穩，心情愉悅。

以上的四相中，前三者是呼吸不調和的狀態，只有息相是品質優良的呼吸。前三種呼吸的狀態可以說是呼吸逐漸微細調和的過程，直到我們的心境逐漸安定之後，呼吸自然而然會調和成息相。

以下幾個重點，可以幫助我們的呼吸調和，達到品質良好的呼吸：

⑴在靜坐時，要安心入座，把一切雜事放下，或是先將一天的事物告段落再坐禪，這樣心思比較不會亂想。

⑵坐禪時衣物要寬鬆，不要束縛身體，先把襪子、手錶、眼鏡等先脫除，腰帶、領帶等應該鬆開。

⑶坐禪前，我們可以先依之前的調身柔軟運動，讓關節、身心通暢。

⑷讓心安穩、細緻不粗糙，則呼吸自然微細。呼吸調順之後，就不容易生病，心思也容易安定。這樣，身心安穩舒適，久了呼吸自然能出入不粗澀、不黏滯，綿綿細長。

注意了以上的重點，就容易達到品質良好的呼吸了。

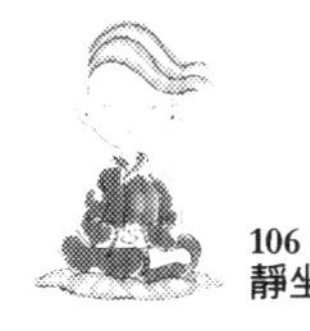

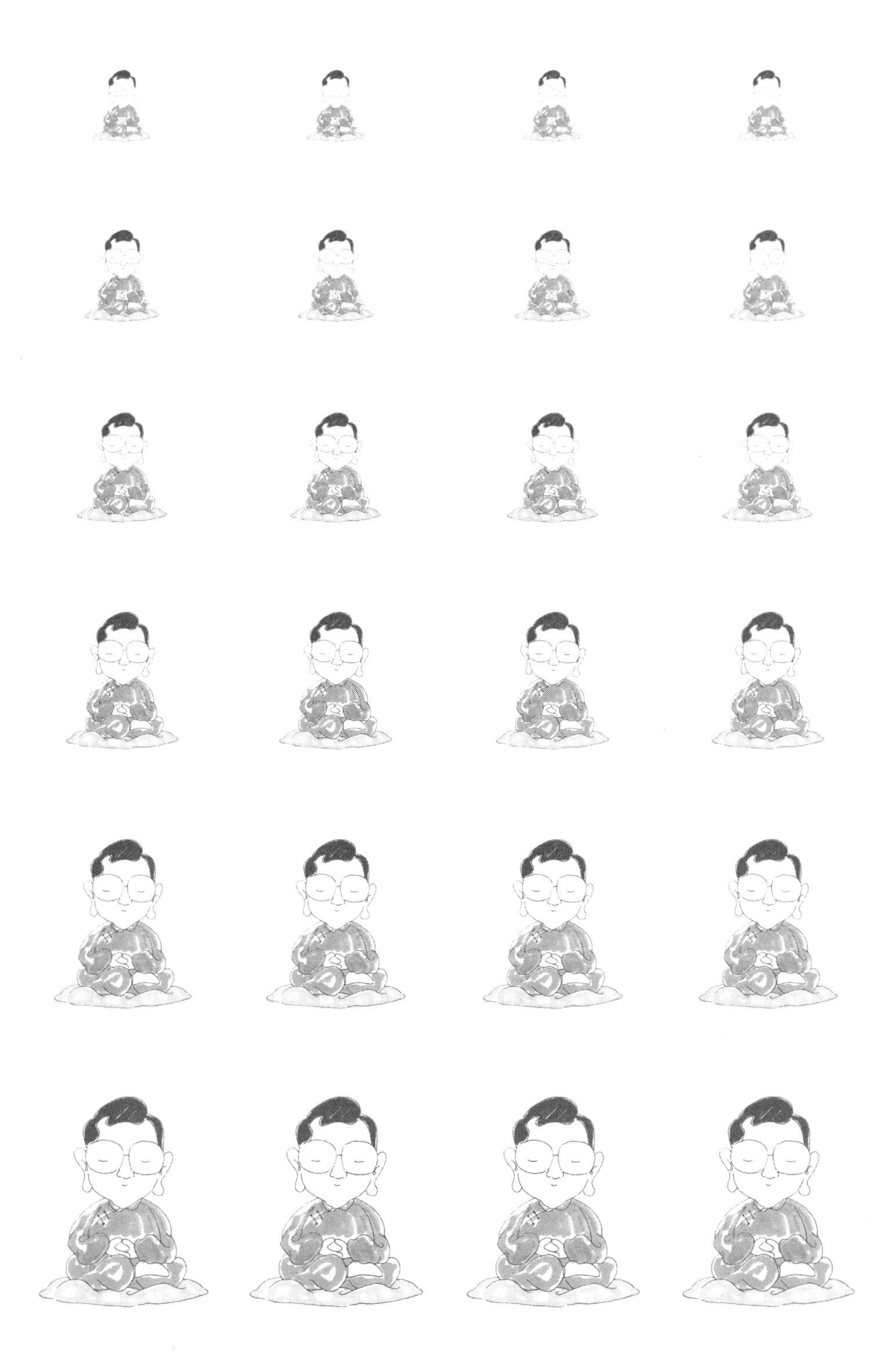

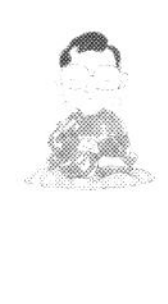
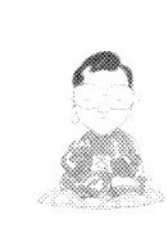
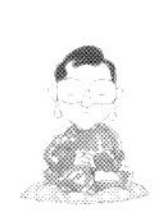
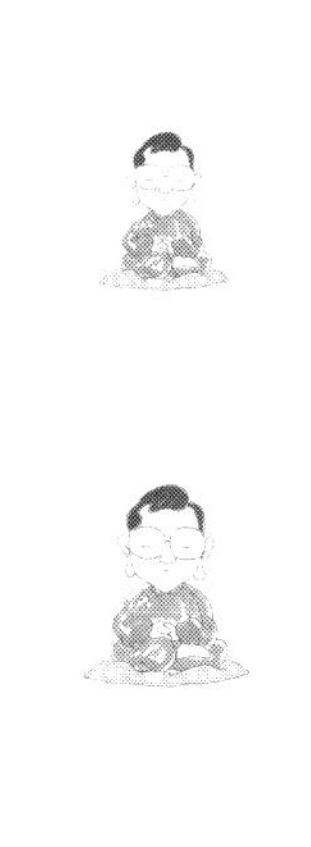
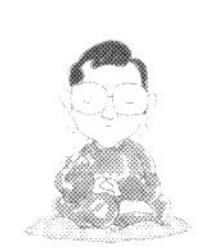
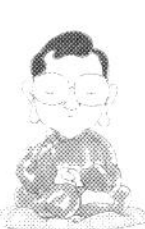
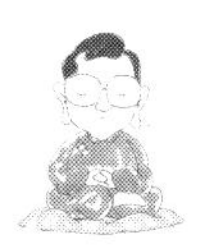
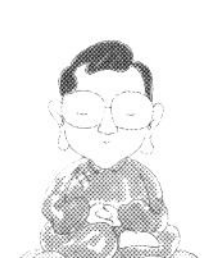
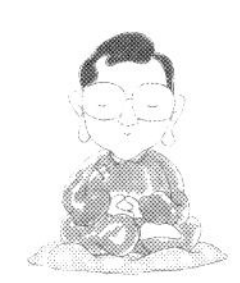
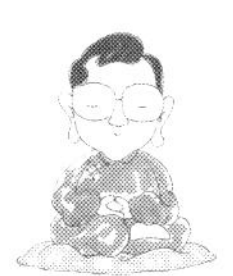
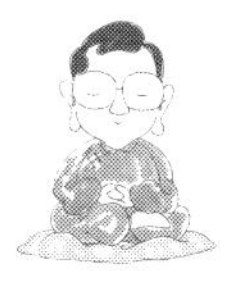
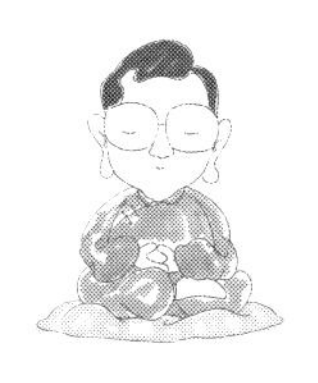

PART⋯⋯⋯5

# 如何結束靜坐

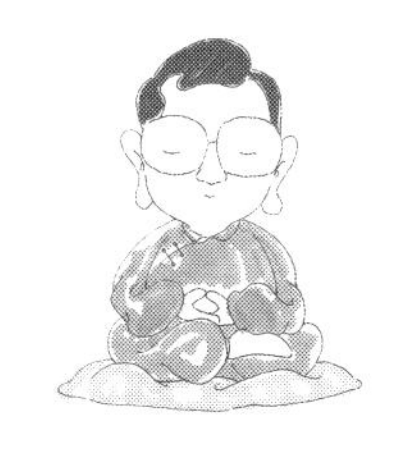
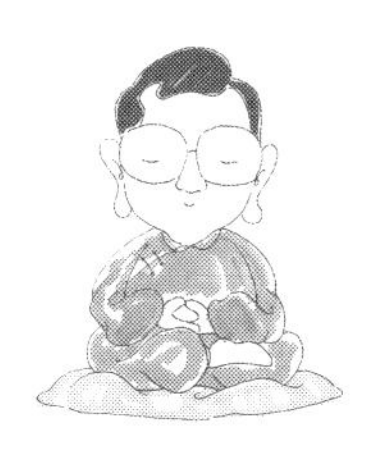
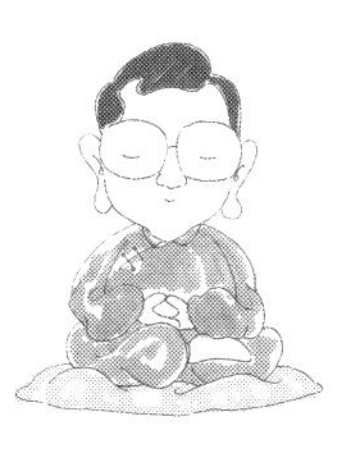
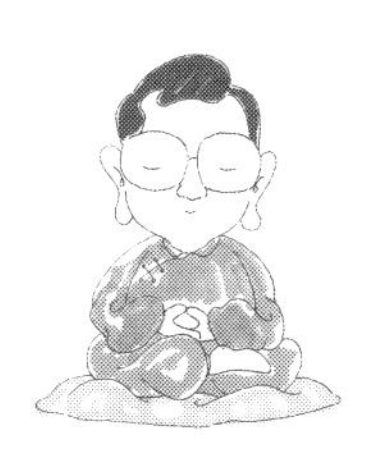
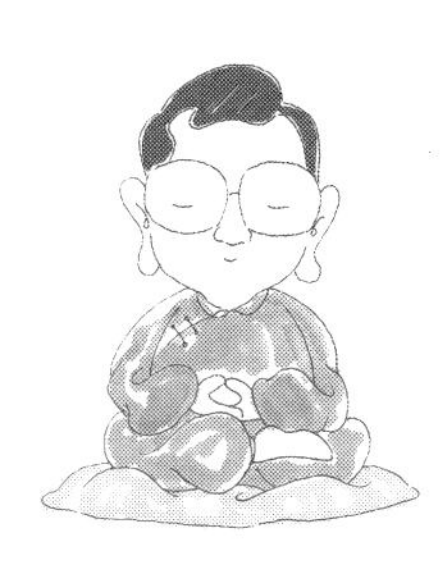
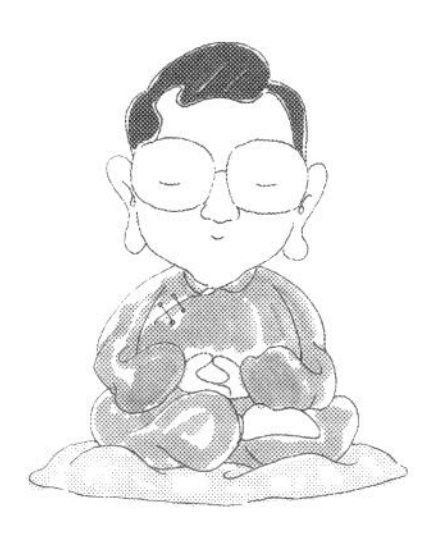
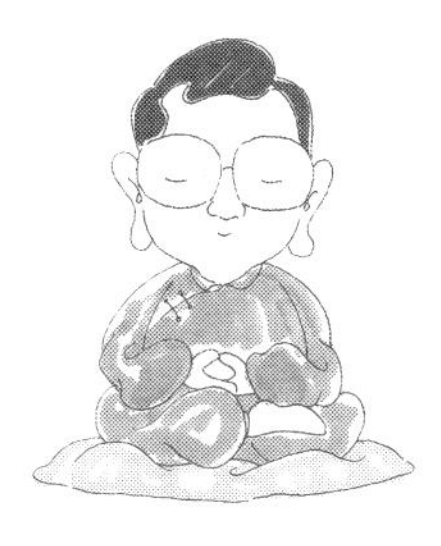
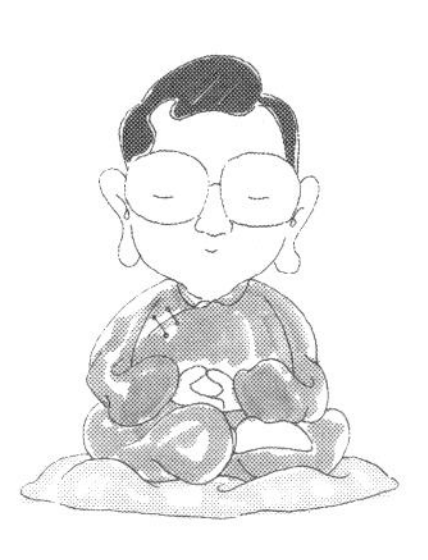

# 下座的步驟

靜坐結束之後，我們的身心從非常寂靜的狀態中起來時，首先，應先讓在靜坐中專注而寂靜的心，恢復到正常的狀況，不再專注於數息，眼睛睜開，開口微微吐氣，想像氣息從身體各脈結，隨意自然而散開，然後輕輕搖動身體，使身體柔軟，恢復到平常的狀況。接下來再依次從頭、頸、肩胛以及兩足等做全身的按摩。

在靜坐過程中，我們由粗而細，也就是說先調和身體，再來調和氣息，最後調和心念。而下座時，則是先動心（恢復正常心念）、再來動息（回復平常的氣息）、再來動身（輕微搖動身體）。

下座的步驟：

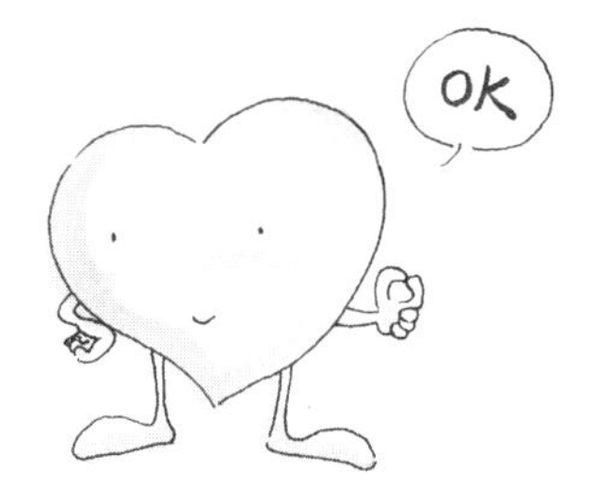


1.心先恢復正常的狀況

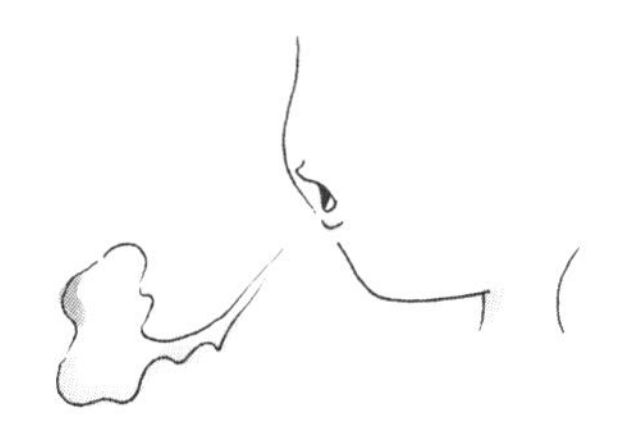

3.開口微微吐氣，想像氣息從身體各脈結，隨意自然而散開。

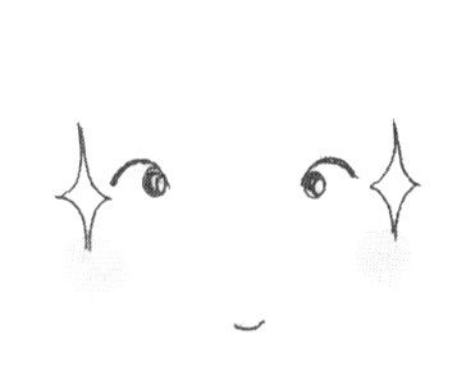

2.眼睛睜開

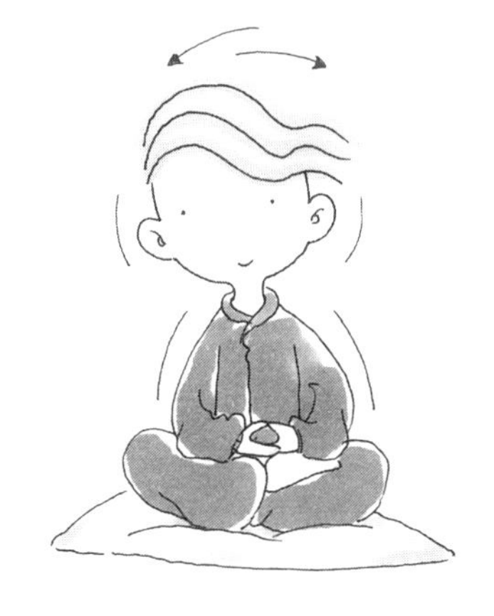
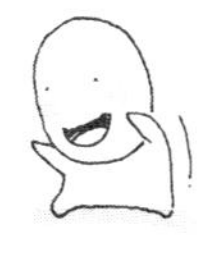

4.輕輕搖動身體，慢慢加大搖動。

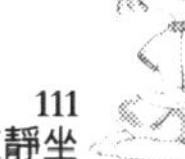

# 2 按摩

靜坐完之後，還要進行一個很重要的步驟：按摩。

在靜坐結束後，這時我們會感受到身心有著平日所難得體會的詳和、安寧和愉悅，特別是身體的氣機此時會感到特別飽足充滿，而我們正好利用這個時刻，做全身的按摩，讓靜坐所產生的精華，身體能充份吸收。

按摩有助於身心放鬆，它能刺激人體內產生內啡呔（endor hpins），是一種放鬆鎮靜的物質。按摩可以使我們精神放鬆、情緒穩定、樂觀開朗。在倫敦皇家馬斯頓醫院一份一九九五年的研究報告中，記錄了癌症者對每週一次的按摩所產生的反應。經過為期八周的按摩後，病人不但變得開朗得多，而且忍受疼痛的能力也提高了許多。

按摩可以幫助我們達到真正的身心放鬆，而靜坐後的按摩，更能使人體的坐禪後所產生的優質內分泌，充分吸收，是不可忽略的一環。

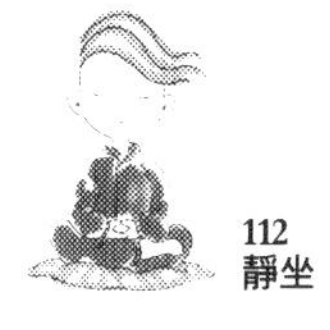

## 1 按摩的原理

在進行按摩時，我們的心仍然保持靜坐時，寂靜的狀態。

要進行按摩之前，首先我們要了解按摩的手法。掌握了正確的按摩手法，可以讓我們事半功倍。

首先我們要想像雙手完全放空，將心中對手的概念和執著完全放鬆、放下，不執著「手一定是什麼樣子」。

這樣我們原先對手的所有制約和障礙就會消除，指頭會變得又鬆、又軟、又輕，但是卻非常有力。

## 2 按摩的方法

在進行按摩之前，先摩擦兩手使手心發熱，這樣按摩效果更好。

按摩的順序是由上而下，由前而後，由內而外。

按摩時把注意力集中在手上，心思不散亂，這樣能對定力也有所增長，效果更好。

按摩關節、胸部、腹部及腰部時，注意不要用抓的，最好是用摩擦的方式來進行。

## 3 按摩的練習

了解以上按摩的心要之後，以下我們就實際練習每個部位的按摩：

**⑴眼睛**

以拇指背相磨擦，由內往外按摩眼眶。

**⑵臉部**

以手掌順著臉部肌肉按摩，這時我們會發現靜坐後的皮膚會逐漸變得比較細滑，如同嬰兒一般。

**⑶額頭**

左手按右太陽穴，右手由後腦按太陽穴，逆時鐘旋轉按摩。右手按左太陽穴，左手由後腦按右太陽穴，順時鐘旋轉按摩。

**⑷頭部**

雙手以十指按壓頭部，做多處定點按摩。

**⑸耳朵**

以食指和拇指揉捏雙耳，由外耳、耳垂、耳洞，由外向內依序揉捏。

**⑹肩頸**

頭部和肩部是壓力最容易聚集的地方，順著頸部按摩下來，仔細地用雙手按摩這壓力容易聚集的肩膀。

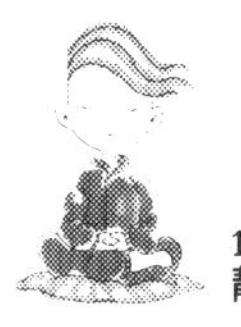

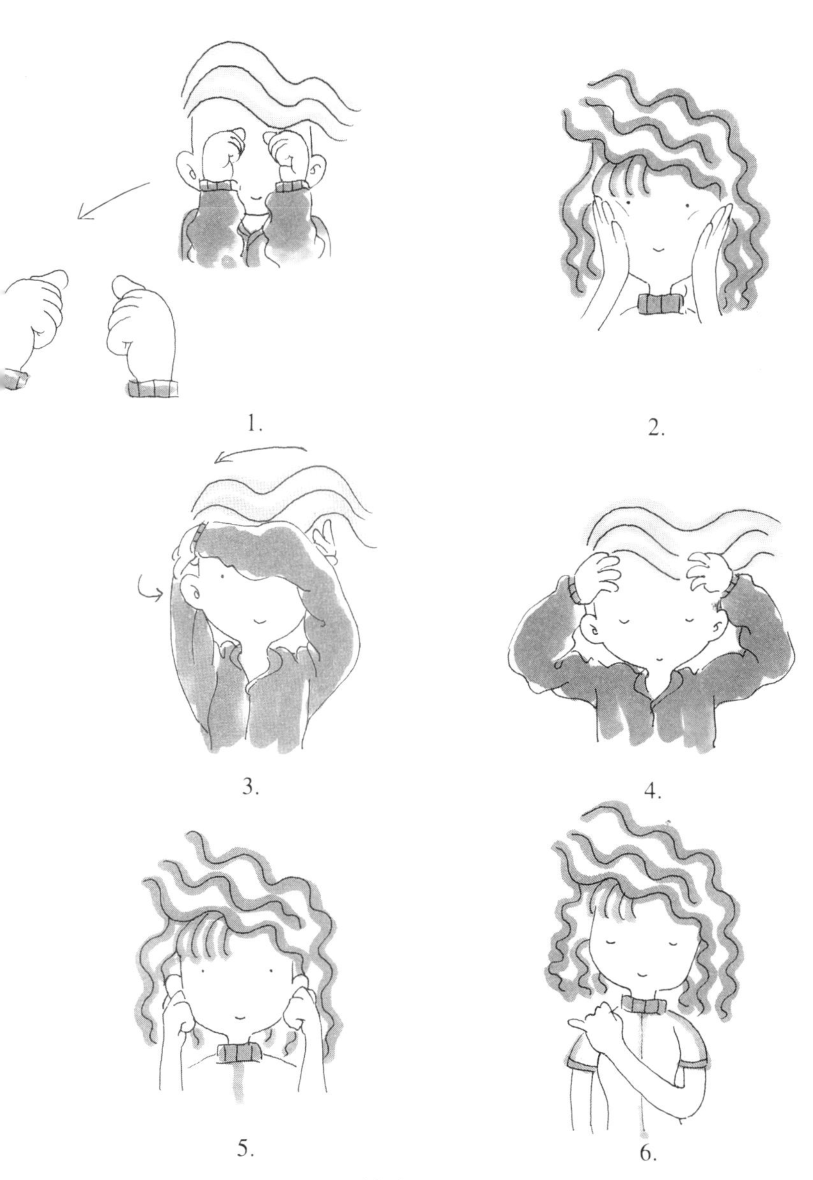


按摩的練習(一)

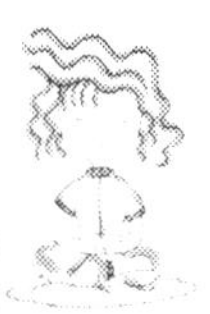

**⑺手臂**

接著我們從肩膀順著雙手按摩下來，直到掌心。注意，遇到關節時，不要用手抓，最好能用手心按摩。

**⑻胸部**

胸部的按摩，主要是針對胸部內臟的按摩，做完之後，我們會感到心氣更順暢。首先我們把二手交叉，手掌放置在胸部上，旋轉按摩。再來二手交換，相反方向旋轉按摩。

**⑼兩脅**

脅下是一般人最脆弱的地方，也很少有機會可以運動，透過脅下的按摩，可以使我們的氣息順暢。

脅下的按摩方法，是將兩手提高到脅下，沿腋下兩側順下來。

**⑽腹部**

腹部的按摩，主要是針對腹部的內臟，尤其對我們腸胃功能有明顯的助益。腹部的按摩方法，是將左手掌放置在腹部上，右手放置在左手背上，以肚臍為中心，順時鐘旋轉按摩。

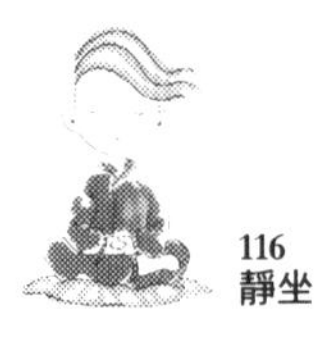

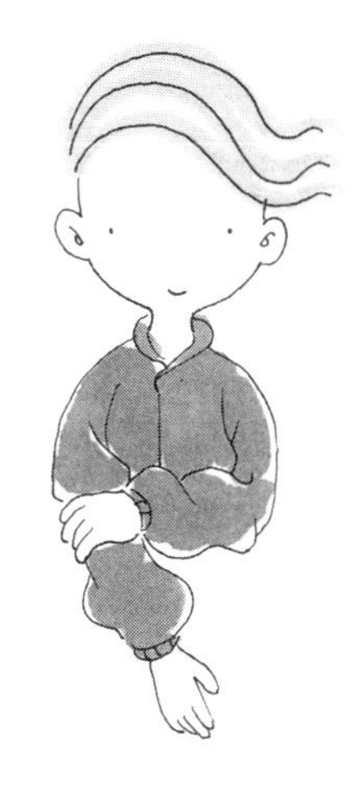

7.

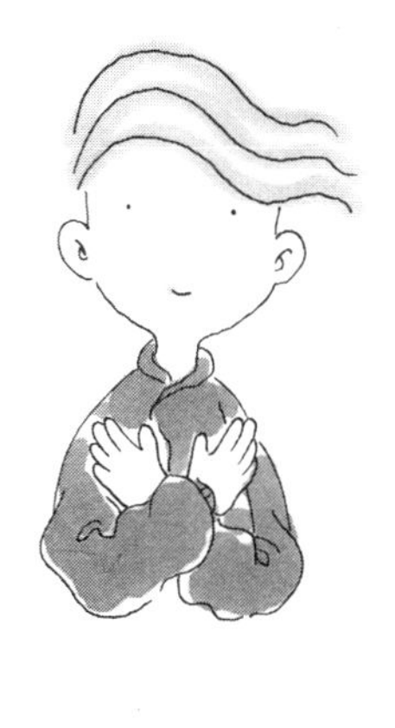

8.

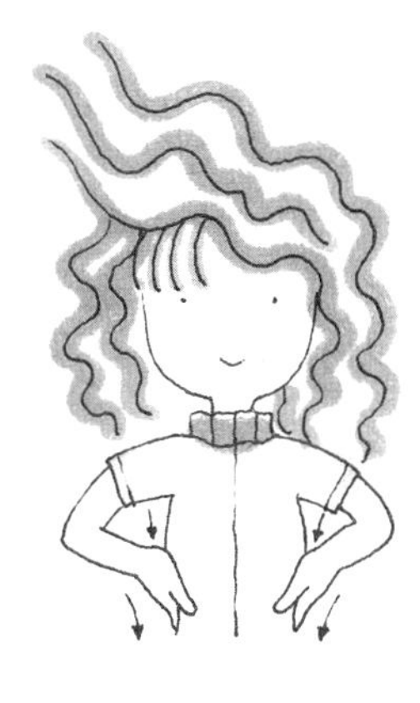

9.

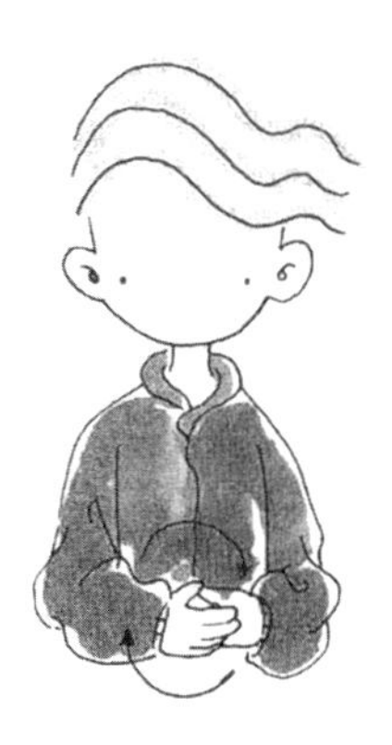

10.

按摩的練習(二)

### ⑾肩胛骨

前胸按摩完之後，我們再接著按摩背部。

首先按摩肩胛骨，這個地方也是壓力容易聚集之處，可以用兩手抓、捏。而肩胛骨中間的「天宗穴」，更是一般人壓力積聚的重點，可以用推、揉的方式來解除壓力。

### ⑿脊椎

脊椎骨是人體的中樞，透過脊椎的按摩，可以讓我們的姿勢良好，不容易長骨刺、及產生脊椎側彎等毛病。脊椎骨按摩的方式是：二手握拳反向沿脊椎而下按摩。

### ⒀腰腎

腰和腎是我們活力的泉源，從腰部的靈活柔軟與否，也可以看出健康的程度。

而腰部及腎部的按摩，與其他部位不同，是以摩擦的方式進行，不可用抓、捏的方式。

### ⒁兩腳

最後是腳部的按摩，當我們坐禪完之後，兩腿通常是又痛又麻，但是不要急著放腿，要輕柔的將兩腳伸直，依序進行按摩。

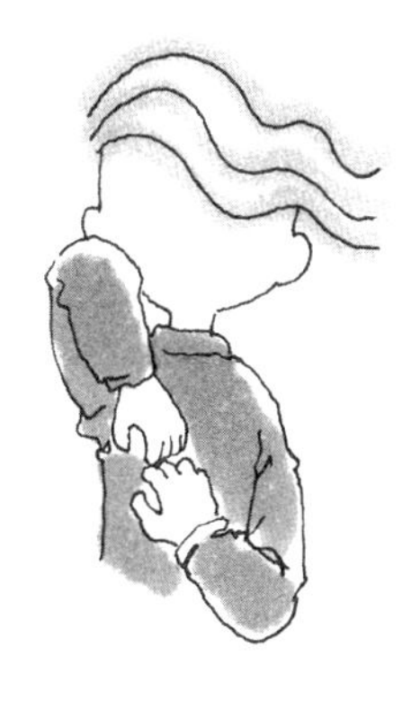

11.

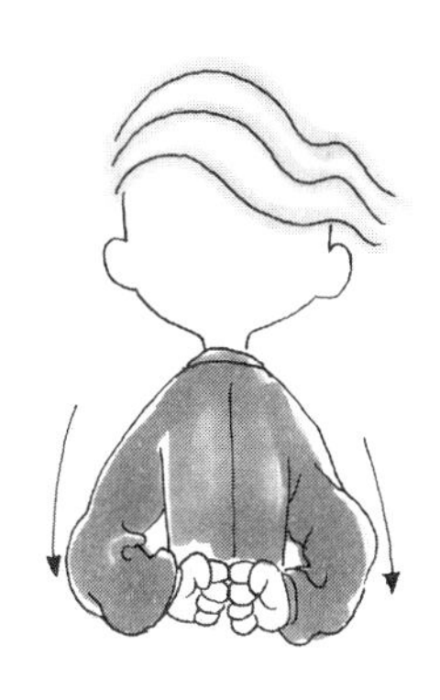

12.

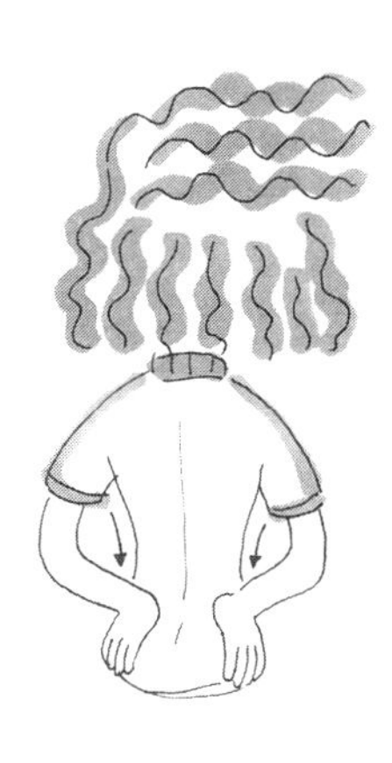

13.

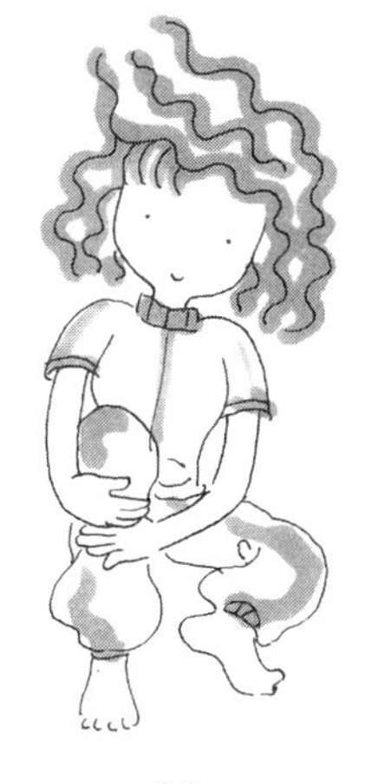

14.

按摩的練習(三)

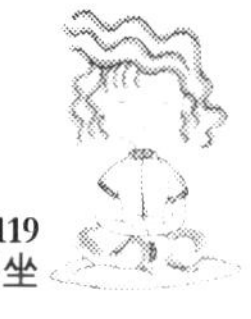

首先我們從腿根按摩起，順下到膝蓋，膝蓋用摩擦的方式，不要用抓的，再到小腿、腳踝，乃至腳心。

按摩腳部時，可以配合以足跟推壓小腿外側「足三里」穴道，對增強體力、預防感冒有顯著的功效。

透過深層的身心按摩，對我們的身心都有相當大的助益。而且身心調和舒暢。

坐禪完畢，仔細按摩全身之後，我們會感到通體舒暢，而坐禪時體內所產生的良好內分泌，也會透過按摩而獲得最佳的吸收，達到相乘相加的效果。

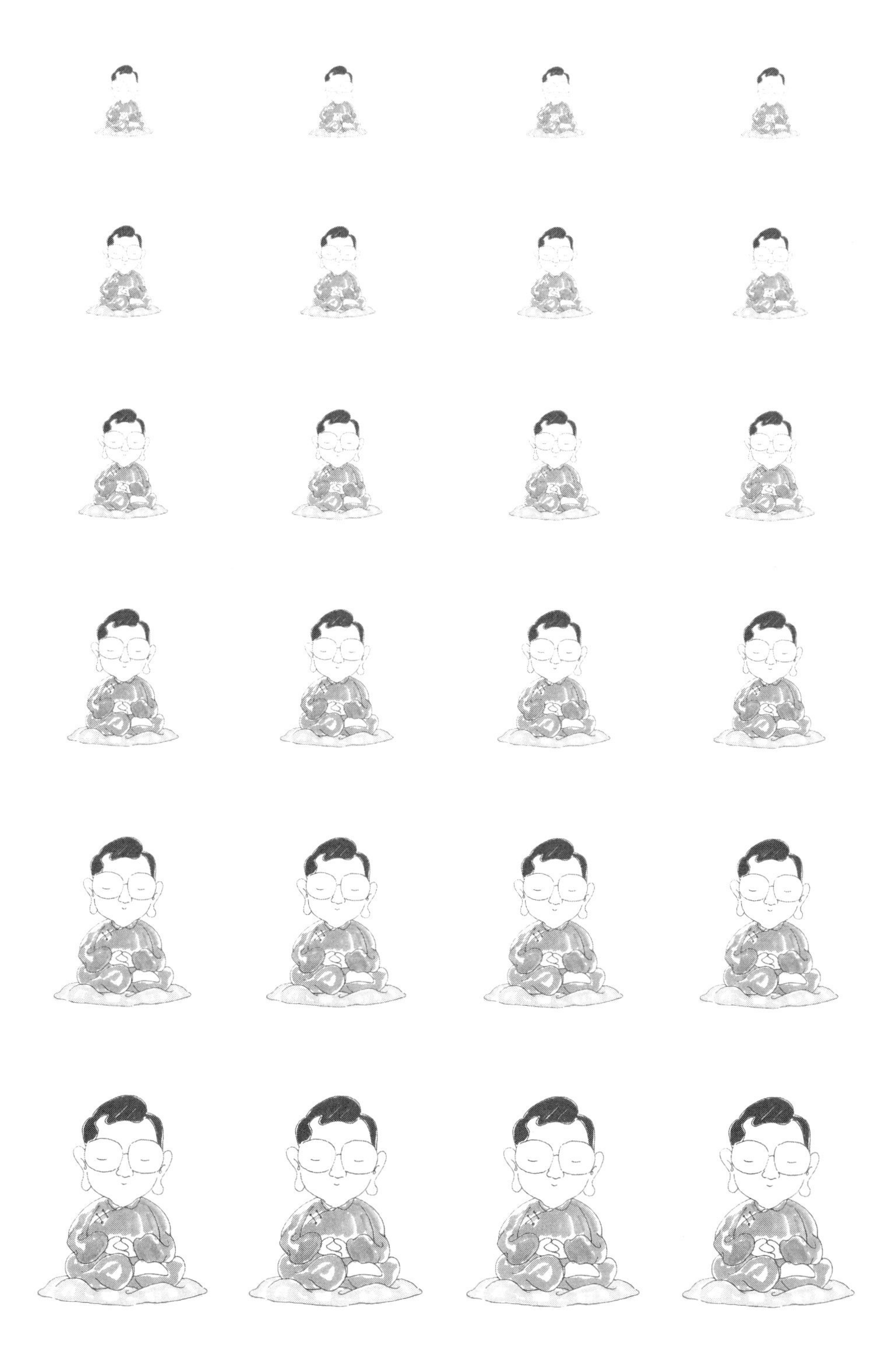

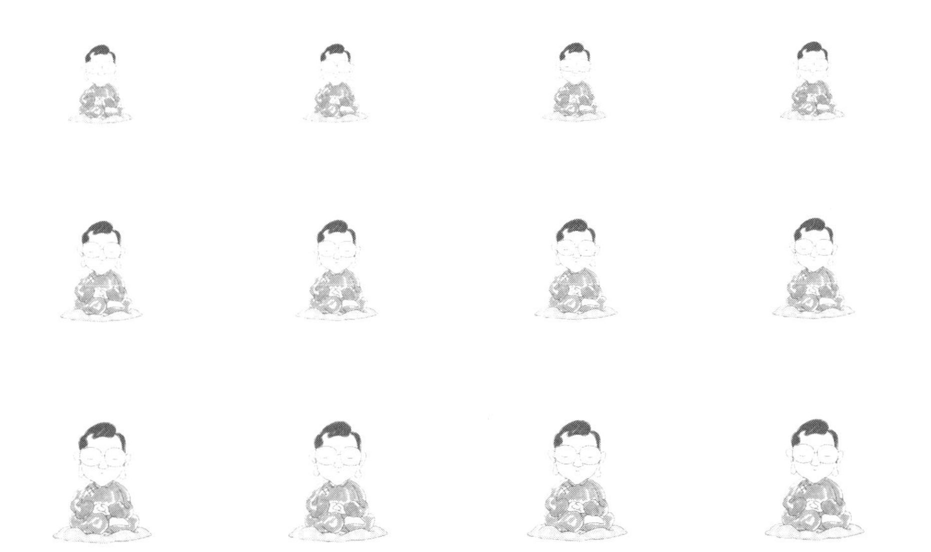

PART………⑥

# 怎麼印證你的收穫

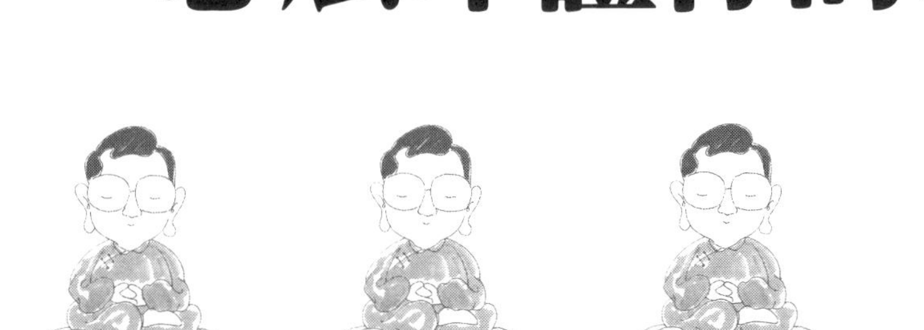

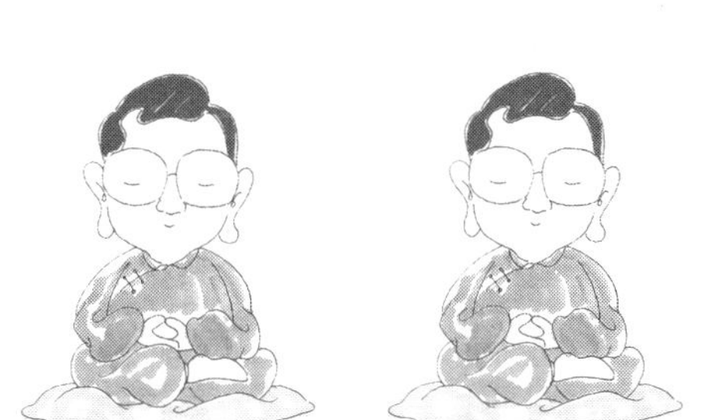

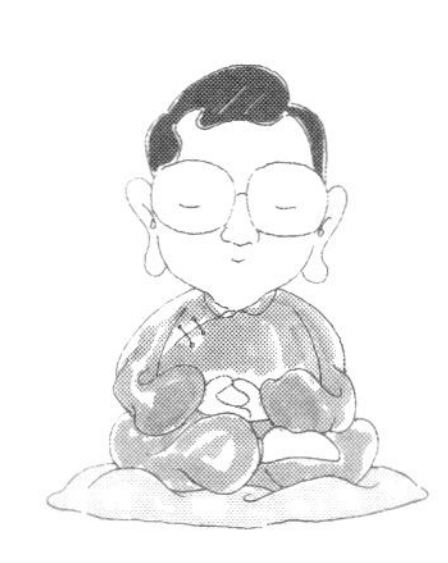

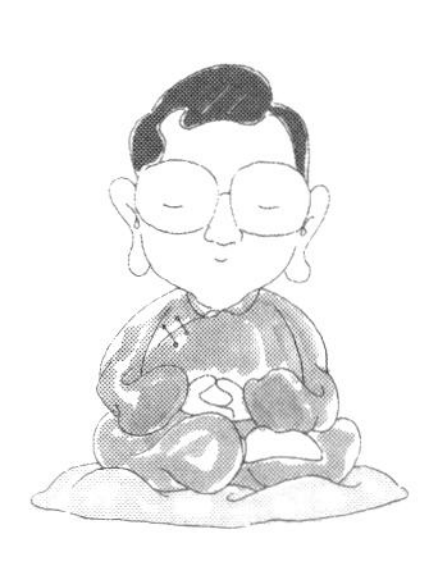

# 檢測學習的成果

當我們學習了一段時間之後，可以開始檢驗自己學習的成果。

我們可以用七個階段來判斷坐禪心念統一的程度。經典中常用「心猿意馬」，來比喻心念難以控制，就宛如猿猴和野馬一般難以馴服。

在《西遊記》裏，神通廣大的孫悟空就代表我們的心，雖然能上至天庭，下至地府，遍達宇宙，但是卻難以控制。所以，我們要透過坐禪數息的訓練，來讓心念統一，開啟生命的潛能。

在使用數息法時，我們可以將心念分成「正念」和「妄念」。正念和妄念是很相對性的，在使用數息法時，數息就稱為「正念」，其餘的雜念，或是不知不覺回到慣用的方法，這些都稱為「妄念」。

也就是說我們自覺自主的心念，就稱為正念，無法自主，無法明覺的心念，則稱為妄念。

我們可以用馴馬的七個階段來作比喻，來說明在坐

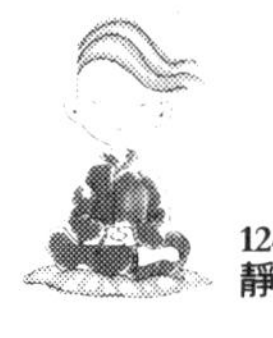

禪中調心定心的過程。

**第一階段：妄念紛飛**

剛開始我們要駕馭自己心中的野馬時，就像在草原上突然看見一匹馬，「咻」的跑過去，一轉眼就不見了，想追蹤都很困難，大部份的時間是不見蹤跡。

這就像剛開始數息，大部份的時候是妄念紛飛，數息常數得忘記或是過多，心念難以掌握，就像草原上的野馬一般。

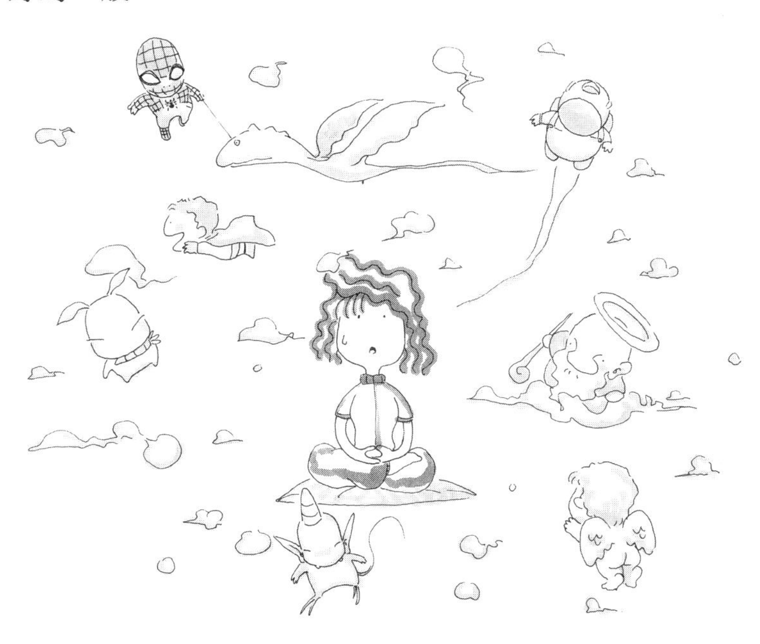

**數息的第一個階段：妄念紛飛**

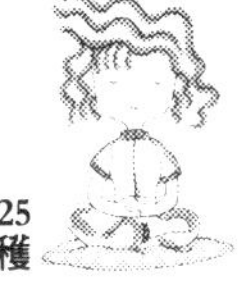

## 第二階段：正念與妄念均等

進入這個階段，我們終於可以找到心馬的蹤跡了，而趕緊把繩子拋出去，想套住馬頭，沒想到一套上去，馬上就被掙脫了，這時人與馬勢均力敵。

這就像我們數息一樣，現在已經逐漸可以掌握了，雖然還不能完全清楚，但至少正念和妄念已經勢均力敵了。

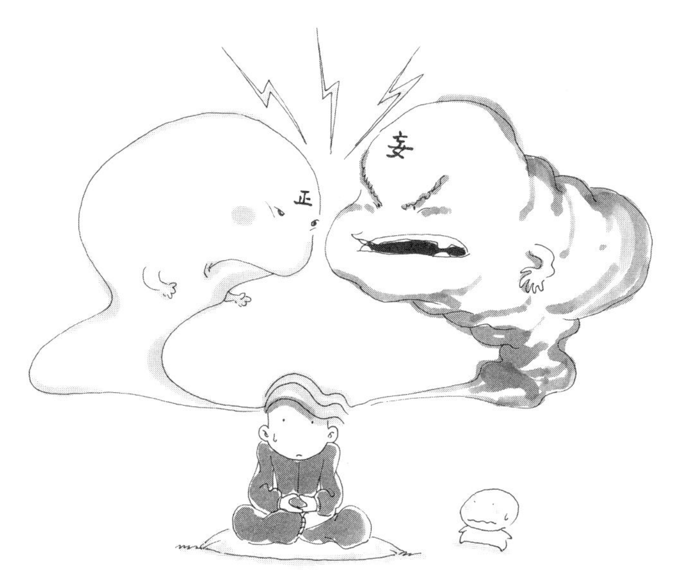


數息的第二個階段：正念與妄念勢均力敵

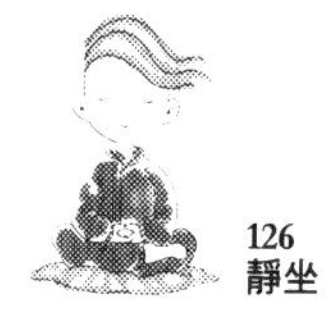

## 第三階段：數息不斷

練習一段時間之後，我們已經就能躍坐馬背上了，但是馬仍然一直跳躍著想掙脫，這就像我們在數息的過程中，心卻亂跑，偶爾稍能控制住，不一會妄想又生起來，所以要小心的照顧。

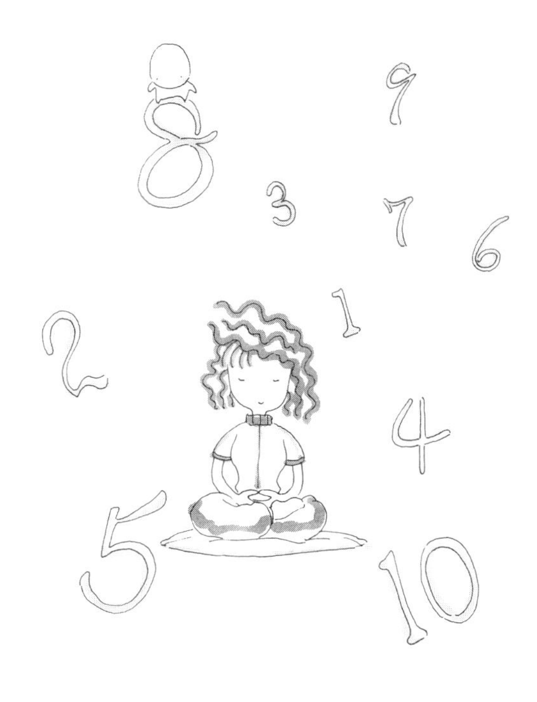


數息的第三個階段：數息不斷

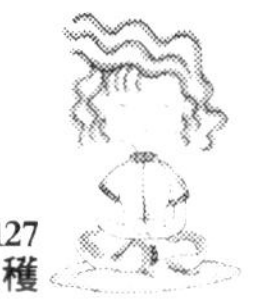

## 第四階段：數息成片

這時，馬已經被我們控制住，勉強可以騎在馬上，但是心馬野性未脫，常會趁人不注意時，突然間又把人摔下馬來。

到了這個階段，我們數息已經不會間斷，粗重的妄念也不會生起了，就像水泡一樣，浮起來就消逝了，不會聯想。

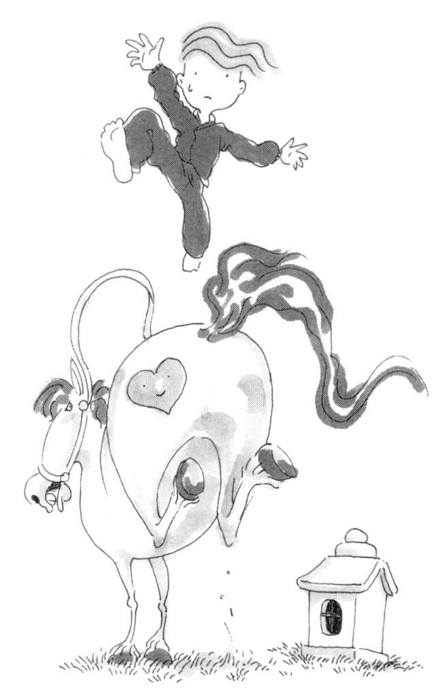

數息的第四個階段：
數息成片，這是心的野馬雖已降伏，但還是偶而把人摔下馬

## 第五階段：心、呼吸、數字三者清楚分明

漸漸的，馬的野性已經逐漸消失了，我們叫牠向東，牠就不敢到西，最後終於完全聽話、馴服了，但馬終究還是馬，人還是人，尚未合為一體。

這個階段，就像我們和呼吸、數字一樣，這時數息的心，數字，呼吸都很清楚，但三者涇渭分明，尚未融而為一。

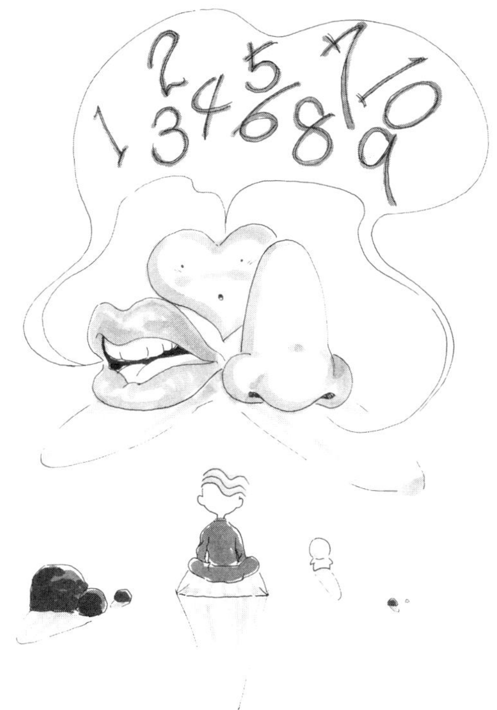


數息的第五個階段：心、呼吸與數字三者清楚分明

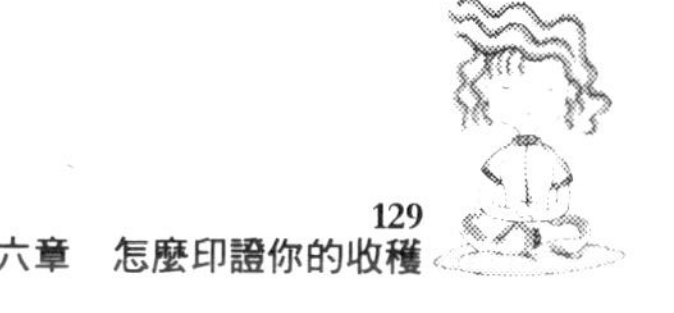

## 第六階段：定心

這時我們和馬變成一體了，人到那裏，馬就到那裏，馬到那裏，人就到那裏。但是人和馬都有蹤跡，別人也知道他騎著馬四處跑。

這就如同我們的心、身、息三者是完全統一、自在的，但還是有蹤跡。

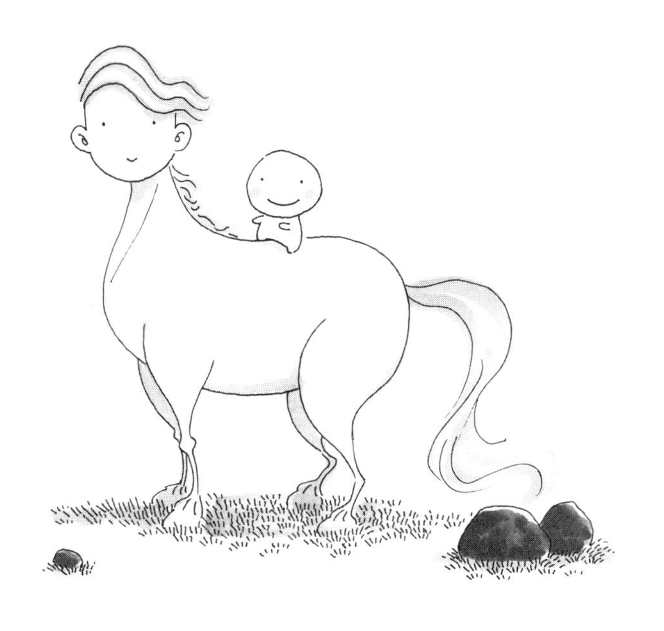

數息的第六個階段：定心，就像人和馬已經融為一體

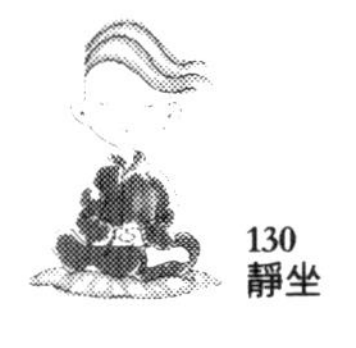

## 第七階段：無心

這個階段，就像有一天，我們騎著馬從山上衝下來，衝得太快了，竟掉到海裏去了。這時才發現；原來人和馬都是泥土做的，遇到海水都融化了，到了此時才知道；原來人、馬、海水與一切的宇宙的實相都是同等一味的。

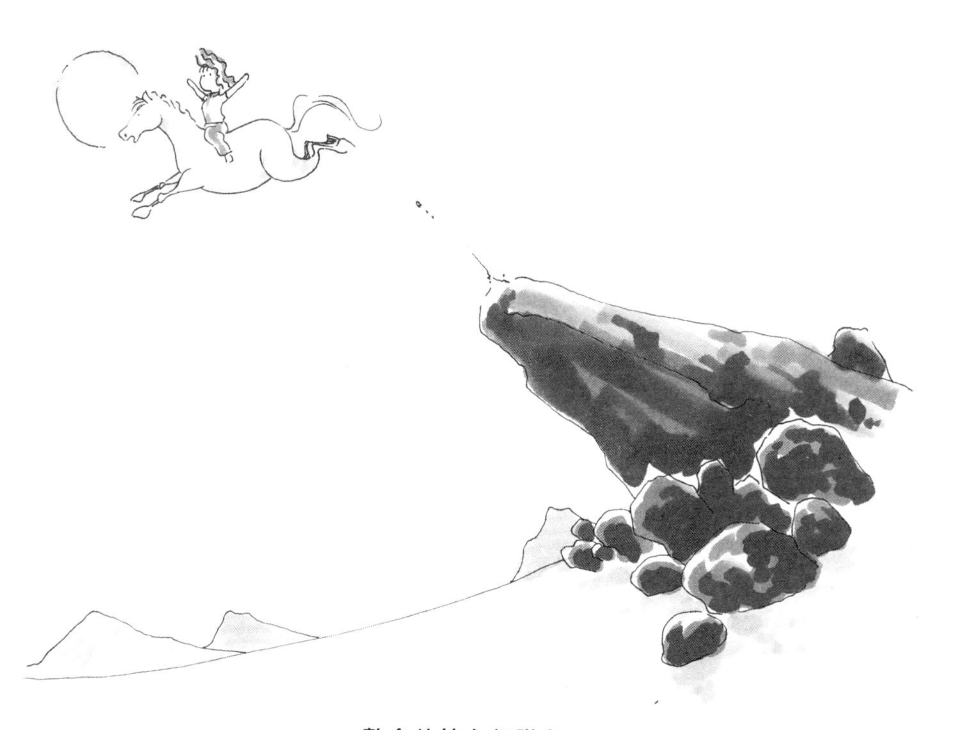

數息的第七個階段：
無心，就像泥人騎著泥馬衝入大海，融為一體沒有分別

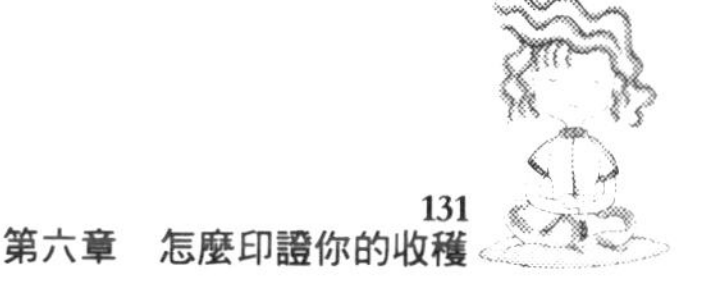

這是比喻數息最後的境界，這時我們會發現，原來：數息的心、呼吸、數字，乃至宇宙的一切萬相，都是如此虛幻不實，如同海市蜃樓一般。

透過以上七個階段的比對，我們可以清楚了解自己目前的學習成果。

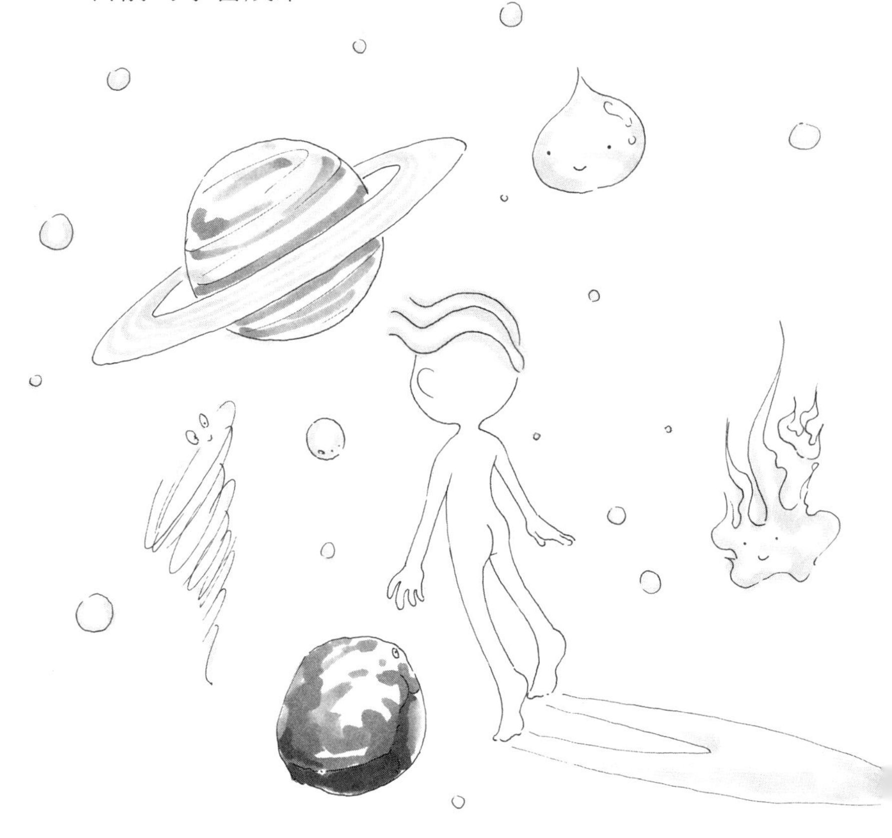

**數息的最後境界，會發現數息的心、呼吸、數字，乃至一切萬相，都是如此虛幻不實**

# 2 靜坐時身心變化的原理

在靜坐的練習過程中，很多人會發覺自己的身心產生前所未有的感受及經驗，而每一個人的變化並不相同，隨著個人的身心條件狀況而有所差別。由於這些變化太不可思議了，往往令人好奇與不解。

其實，我們的身心本來就時時在改變中，但是由於變化緩慢，一般人又極少去注意，多半沒有察覺到。在靜坐時，心會比較專注，對於自身的變化也就比較容易感受到了。

只是，在靜坐的過程中，學習者很容易將這些變化和宗教之間產生聯想，而使有些本來很正常的現象，反而被認為是特異、不正常的，並進而加以注意或刻意引導這些現象，進而引發出許多奇異的能力與狀況，這是學習靜坐時，所要避免的。

在學習的過程中，對靜坐境界的判斷與抉擇，要隨學好的老師，或藉助正確的書籍及自己的智慧加以判斷。

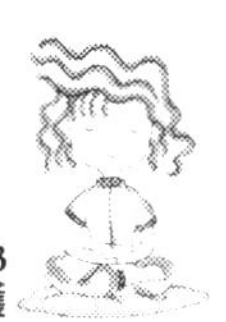

靜坐時所發生的現象雖然各有不同，但是本質上都和我們身體構成的元素有密切的關係。

在佛教的觀點中，將構成身體及宇宙萬物的質素分成地、水、火、風、空五種要素，稱為五大，如果去除其中的空大，則稱為四大，也就是俗語所說「四大皆空」的四大。

五大元素的特性如下：

地大，顯現堅固、不動特性的實體，如人體的骨

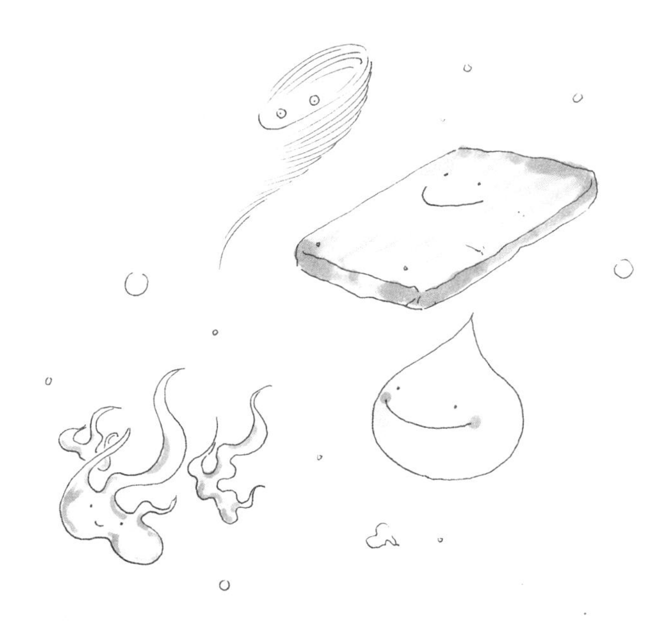

**構成身體及宇宙的地、水、火、風、空五種要素**

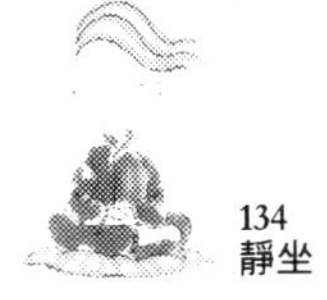

骼、肌肉等即屬此類。

水大，顯現清涼、流動的特性，如人體的血液、內分泌等即屬此類。

火大，顯現熾熱、昇騰的特性，如體溫等，即屬火大。

風大，顯現移動、轉移的動力，如呼吸等，屬於風大。

空大，顯現空虛、無限的含容力，如含容身體的空間及體內的空隙，屬於空大。

這些要素具足各自的特性與作用，而我們的意識就是分別這些現象的主體。其實平常我們就具有各種感覺的作用，能感覺到自己身心的存在情形：有些人感覺身體凝重，有些人感覺全身輕盈。

同樣的，一個人也可能在這時候感覺到熱、別的時候感覺到冷；身體健康時感覺舒適，不好時感覺難過。由這些現象可知，我們平常對身體的五大已有感覺作用，對它的變化情形也有所了解。

當我們開始學習靜坐，身心慢慢的起了種種的變化，這是每一個人都會有的正常現象；然而有些人卻誤解這些現象，反而在這裏入了迷途。

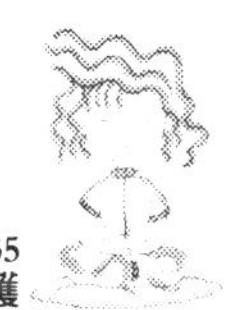

以下針對靜坐時遇到的問題，加以解說，希望幫助大家學習更加順利。

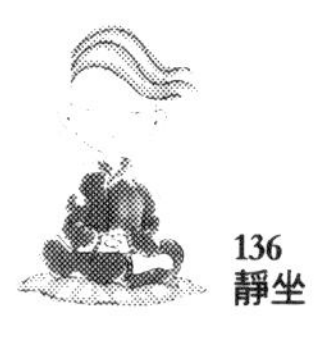

# 3 常見靜坐的問題

由於靜坐時，身心的變化非常微妙奇特，所以常會使人感到好奇，或是產生神秘或宗教性的聯想。尤其是坐禪時，有時會因刺激腦部的某個區域，而產生見到光、聞到特殊香味的現象，甚至聽到美好的音樂。如果不了解靜坐的原理，產生恐懼或是貪著這些現象，都會阻礙學習的進步，或是造成各種障礙。

以下列舉靜坐過程常見的現象加以解說。

## 1 為什麼在靜坐時會有發熱、發脹，或是清涼、酸麻等感覺？

身體溫熱、發脹的現象，是因為身體能量集中，氣機發動產生的現象；這種現象會讓我們感覺身心有勁、有力，可以說是身心中火大元素增盛的情況。

但如果是熱得很煩躁，則是火氣過大，要適度調整。

而靜坐時身體感覺清涼，則是體內火氣清除、水大調和的現象，會感到清涼舒適。

但是如果是感覺很寒冷，可能是身體較虛弱，此時身心要做適當的調養。

靜坐時會酸、麻、脹、癢或刺痛，是因為我們身體能量的運作暢快，氣機流動的現象，所以會產生酸麻、刺痛的現象。

當體內存積毒素排除到表皮時，也會有癢的現象；氣機充足會有麻脹的現象。除非是自身有其他的疾病，

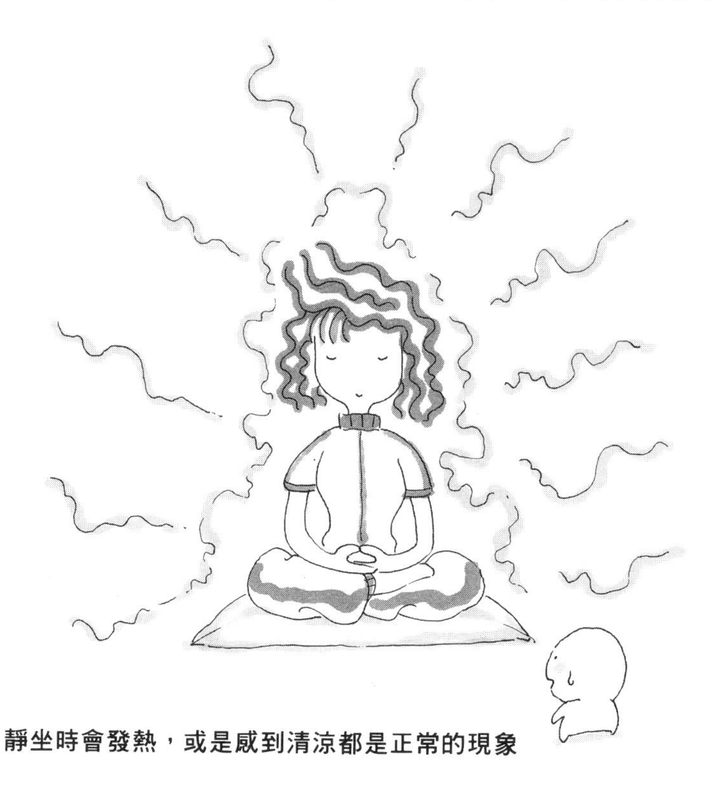

**靜坐時會發熱，或是感到清涼都是正常的現象**

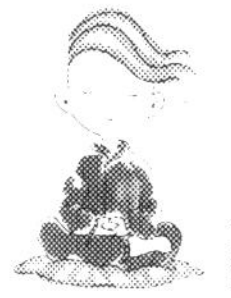

否則這都是身體調整的正常現象。

靜坐之後，使身體新陳代謝的通道暢通，身體的排毒功能也會大為增加。

## 靜坐改善健康的實例

有一位林先生，為了改善健康而學習靜坐。他每天持之以恆練習，經過一個星期之後，在靜坐時，他的身體就會產生暖熱的現象，感覺很舒服。而且也流了許多汗，這個汗和平時所流的不太一樣，味道特別重，也特別濃稠。他繼續練習，在下座後將汗擦乾，避免感冒。

上課請教老師之後，他才知道這是體內深層的排毒作用。後來他發現下座時，手指會變得脹脹的，力氣也變大了，皮膚變得像嬰兒一般細緻而有光澤，靜坐的效果遠遠超過了他原先的預期。

## 2 為什麼靜坐時身體會不由自主地動？

學習靜坐的人，偶而身體會有震動或搖動的情形，也就是一般所謂的「氣動」，這是很自然的現象。

人體中的氣脈有的通暢，有的阻塞，當我們開始學習靜坐時，身心的坐機開始恢復，氣機流動，但由於體內管路阻塞的程度不一，造成氣壓的差異，而產生了氣動的現象。以下的比喻可以說明此現象。

我們可以觀察水管的通路，當通路棄置許久都沒有水通過，水管生銹了、裏面阻塞了。當有一天水開始流了，尤其是水量大，遇到阻塞處，一下子無法容受過多

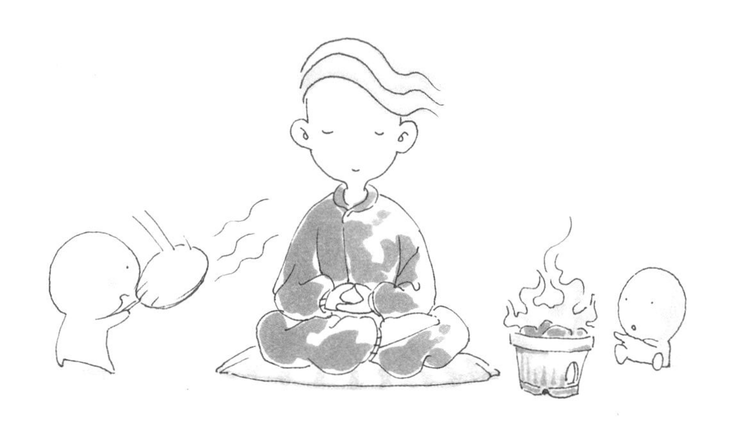

**靜坐時會有氣動的現象，是因為體內和外在的氣壓尚未平衡所造成**

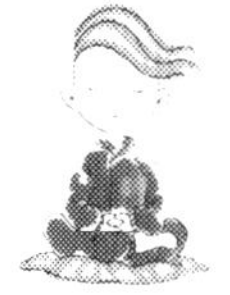

的水量，水管就會產生跳動的現象。

這種情形有時會造成身體局部動，有時全身動；可能產生無規則的運動，也可能作有規則的運動，這是受習慣的影響。

如果產生這種現象時，不必特別注意，若是身體晃動得太厲害，則稍微控制一下身體，使其不要妨害到靜坐的練習即可。

## 靜坐時氣動的實例

李老板平時對練拳、氣功、養生等就有濃厚的興趣，在朋友的極力推荐之下學習靜坐。他開始靜坐之後，每當心思開始沉靜，身體就會自然開始晃動，他感到很訝異，也很舒服。

他把這個現象告訴指導老師，老師建議他不必理會，如果動得太大的話，要稍微控制一下，不要影響靜坐，否則是無法進步的。

他依照老師的指示調整，果然不久之後這種現象就消失了，他的心思也比以往更安定、寂靜。

## 3　為什麼靜坐時會自然產生打拳或打手印的現象？

在靜坐時，有的人會由潛意識自我聯結產生一些動作；有時類似手印，有時這也和過去世的經驗有關，有些是潛存於潛意識當中，自己也不知道，所以極為驚訝。有時也能發展出拳法，因為這時身體是由內在的氣息引發，其中有些人身體也由於心靜或是心念、動作配

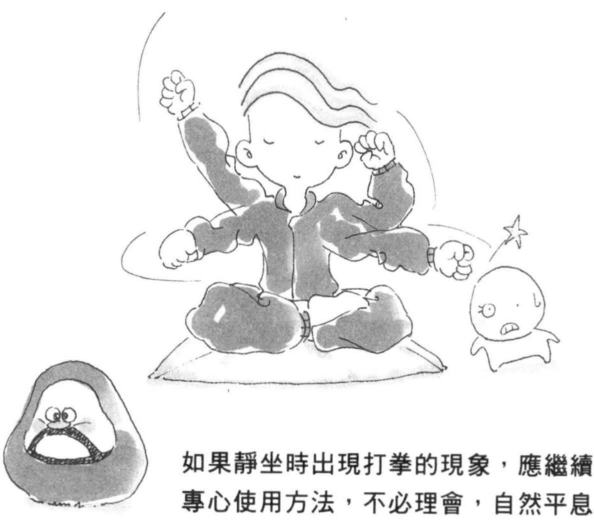

如果靜坐時出現打拳的現象，應繼續專心使用方法，不必理會，自然平息

合的結果，有較大的能量，所以動作特別直接強勁，力量十分驚人。

不了解的人繪聲繪影，把這個現象與啟靈等說法結合；結果以自我意識引導潛意識動作而不自知，連自己

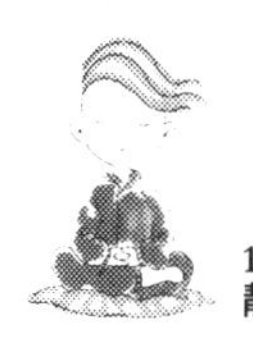

也感到很驚訝。

面對這種情形，最好的方式，就是不要特別去理會，仍然專心在靜坐的方法上，必要時稍微控制一下，全身放鬆而專注，繼續練習。

## 靜坐時打手印的實例

有一位林先生，在一次偶然機緣裏，和朋友一起學習靜坐。當開始打坐時，忽然自然的打起手印。因為以往從來沒有接觸過手印或拳法，所以感到非常訝異。

當他向老師請教時，老師告訴他這是自然現象，但是如果在坐禪時一直打手印，會影響定力，無法更進一步開啟智慧。

但由於這種經驗太奇特了，他感到身心非常舒服，所以每次靜坐，他都忍不住期待這種經驗再次出現，而造成一靜坐時就打手印的情形。有好事者告訴他：這是神明降臨的現象。他也相信了，自認為可以和神明感通，後來漸漸產生幻聽幻覺的現象，以致無法正常上班、生活。這是不了解靜坐所產生的身心變化，與神秘現象產生聯想而引發的不良後果。

## 4 為什麼靜坐時覺得胸部悶痛、呼吸不順暢？

有的人在練習靜坐時，會有呼吸不順暢或胸悶的現象，這種現象可能是靜坐姿勢不正確，或是呼吸尚未調

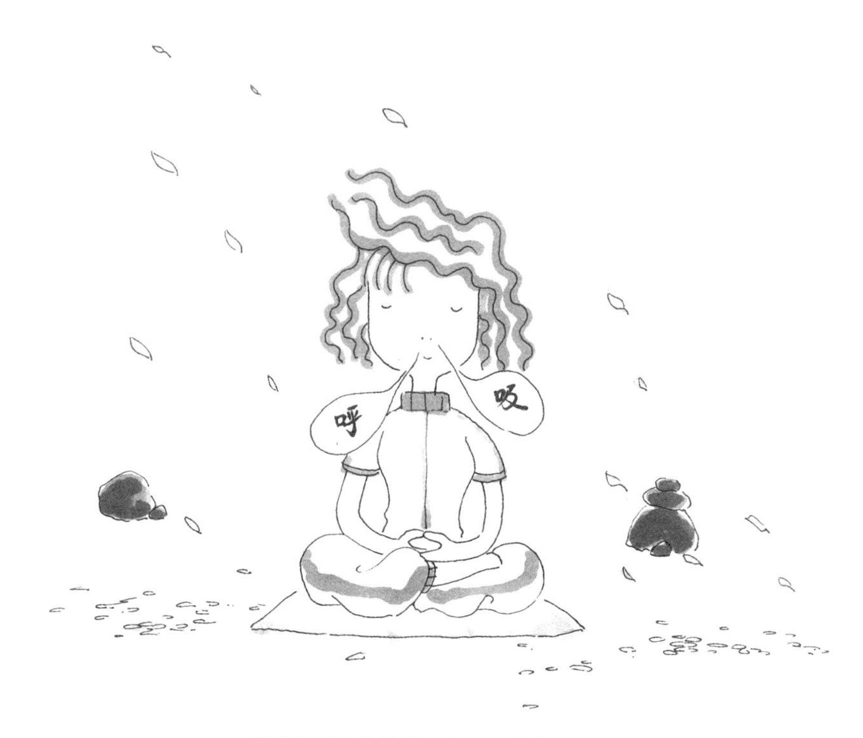


**靜坐時不必控制呼吸，自然即可**

順暢所引起。

此時可輕輕將脊椎扶直，重新調整坐姿，避免彎腰駝背；或是下座將身心放鬆後再繼續練習。但是如果長期如此，應該要告知指導老師或就醫檢查。

但有的時候，也可能是因為靜坐產生效果，將宿疾引出，此時如果配合醫療及靜坐，則能產生更好的效果。

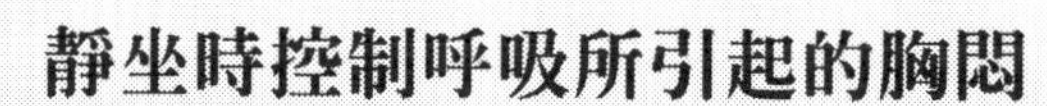

### 靜坐時控制呼吸所引起的胸悶

陳太太剛學習靜坐時，曾聽別人說用腹式呼吸的效果比較好，於是在靜坐時她就刻意用腹式呼吸。

如此練習一段時間之後，她一靜坐就會感到胸悶，呼吸不順暢。她把這個現象和指導老師討論之後，老師說這可能是她控制呼吸所造成的，就建議她自然呼吸即可。

於是她就自然呼吸，一心數息，不久之後，這種胸悶的感覺就消失了，而且，隨著她靜坐的進步，呼吸自然下沉到腹部，甚至平時就自然以腹部呼吸了。

## 5 為什麼靜坐時會聞到特殊香味、見光等？

在靜坐時，有的時候會聞到特殊的香味，或看見光等，這些大多是自我的意識力量造成的。

人的意識力量十分驚人，只是我們沒有引發而已。專注的力量，有時甚至可以影響物質世界，所以此時發出強大的力量，是一點也不必驚奇的。

在這種現象之下，有可能見到神、鬼、光明、聞香等種種現象產生，這些現象是自我刺激腦神經所引發的。

現在的生理科學實驗已經證明，以微電流刺激腦的某一個區域，可能會聽到自己所熟悉的音樂，或是有見

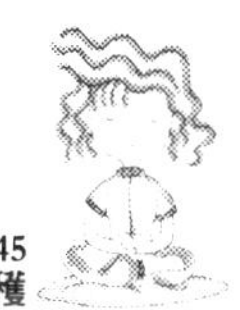

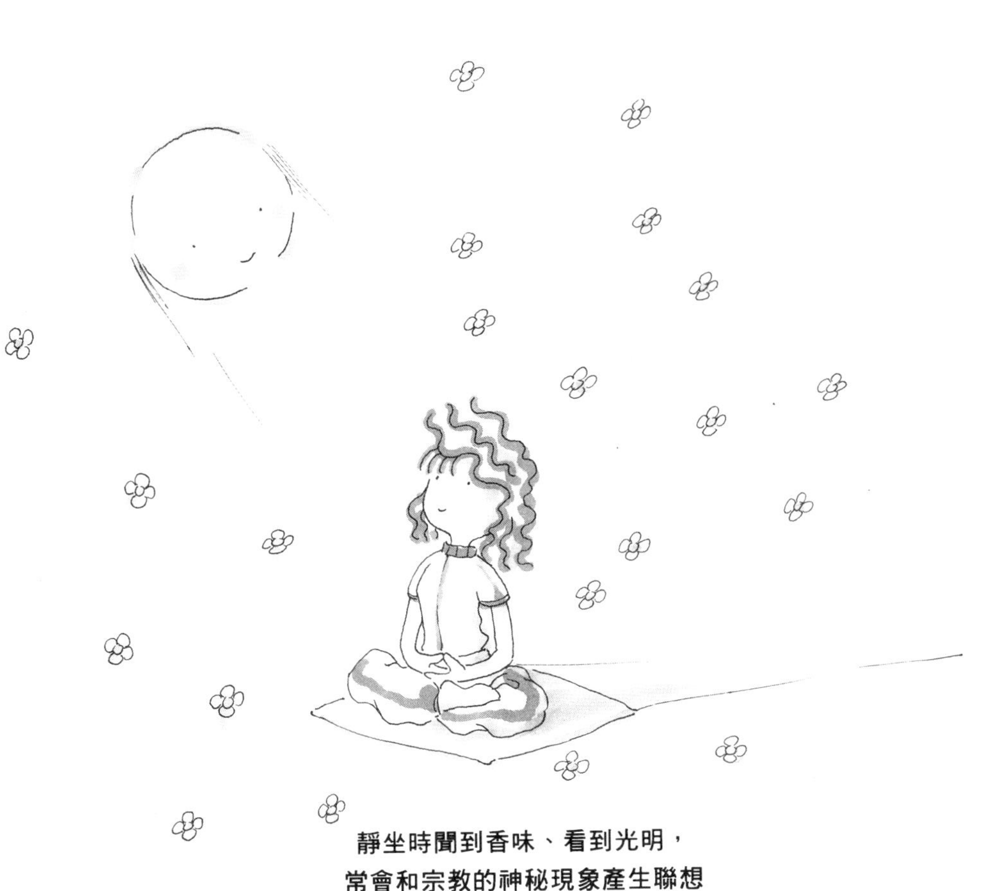

**靜坐時聞到香味、看到光明，**
**常會和宗教的神秘現象產生聯想**

光、聞香等種種現象，當我們以自我意識引導會產生電流，刺激頭部的某些區域，因而產生了幻相乃至見佛、見神，都是很容易理解的。

　　但是有些人以幻相為真實，至此就走進了幻覺的世界，這是十分可惜的。

　　有一些人更因此引動了外部存在的生命，與其幻識

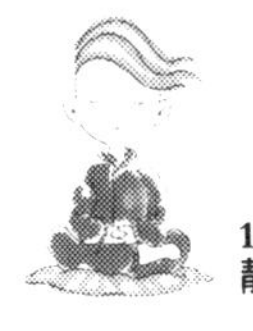

結合，作出許多神奇的事情。不管是自我的幻覺，或與外在的生命聯結，大多會有奇特的能力產生；例如先知、治病等等能力，這類人剛開始心智還能清楚，但是慢慢的身心就會無法自主，甚至進入精神病院而難以復原了。

有許多人不了解靜坐中的身心現象，刻意引導，在身心造成嚴重的問題之後，希望能得到醫療，但由於他們心中已經深植了許多錯誤的觀念，這時即使將身心調整好，但是過一段時間以後，還是會有同樣的問題產生。

所以，如果，不調整錯誤的觀念，將來還是會重蹈覆轍。倒不如換個環境，遠離這些會激發內在幻想的事物，好好的修養，過著輕鬆快樂的生活，並且注意身心的調養與運動。等到把這些狀況淡忘了，恢復正常後，再從頭開始。

以上是一般人在靜坐時，經常會碰到的問題，但由於每個人的身心條件都不一樣，所以並不是每一個人都會碰到同樣的現象，只要把握正確的原則，身心安住不動，使用正確的方法，每天持之以恆的練習，很快就能感受到靜坐的利益。

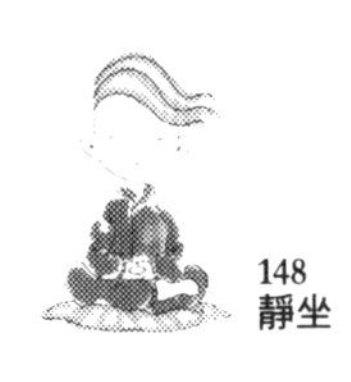

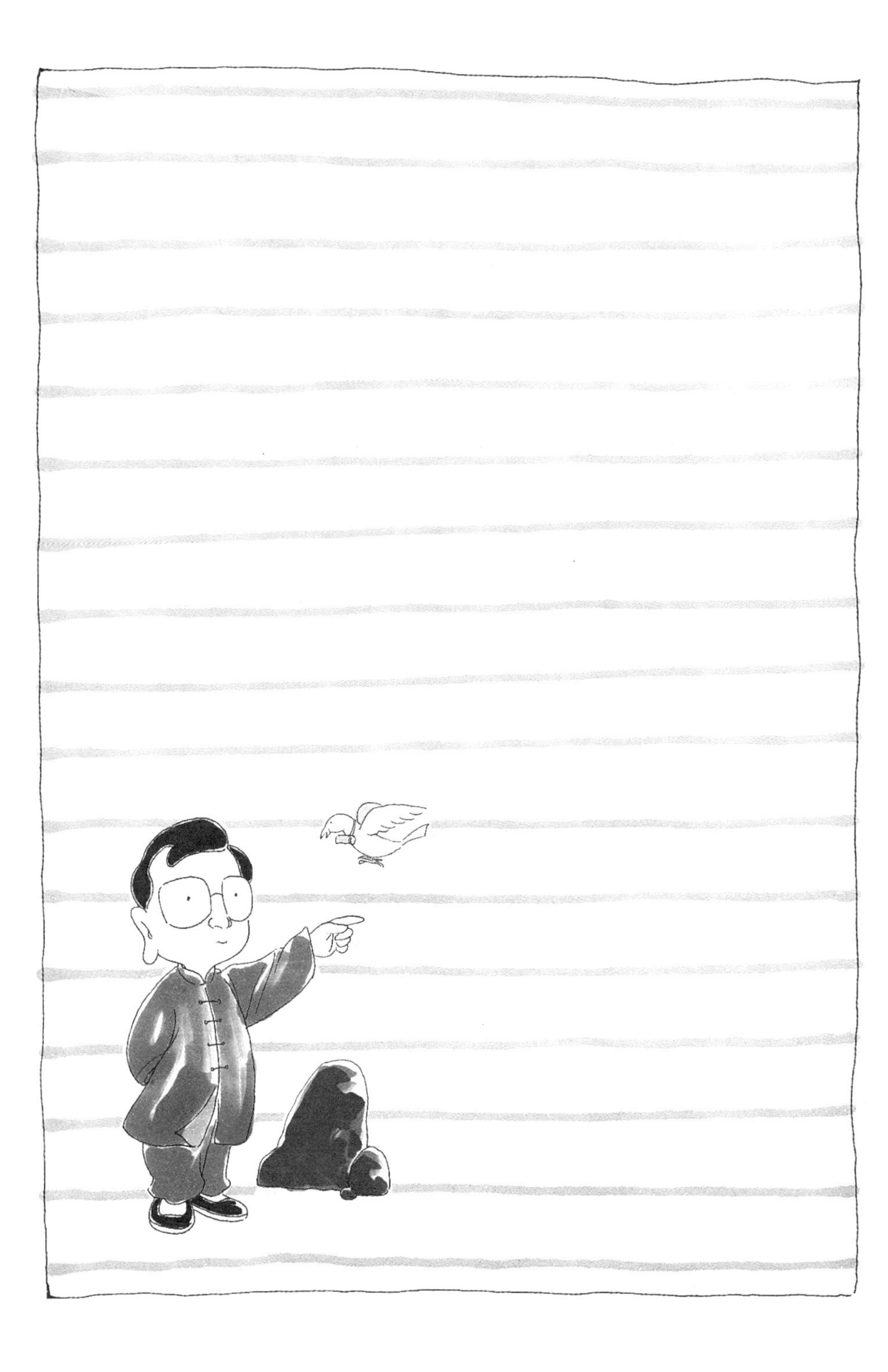

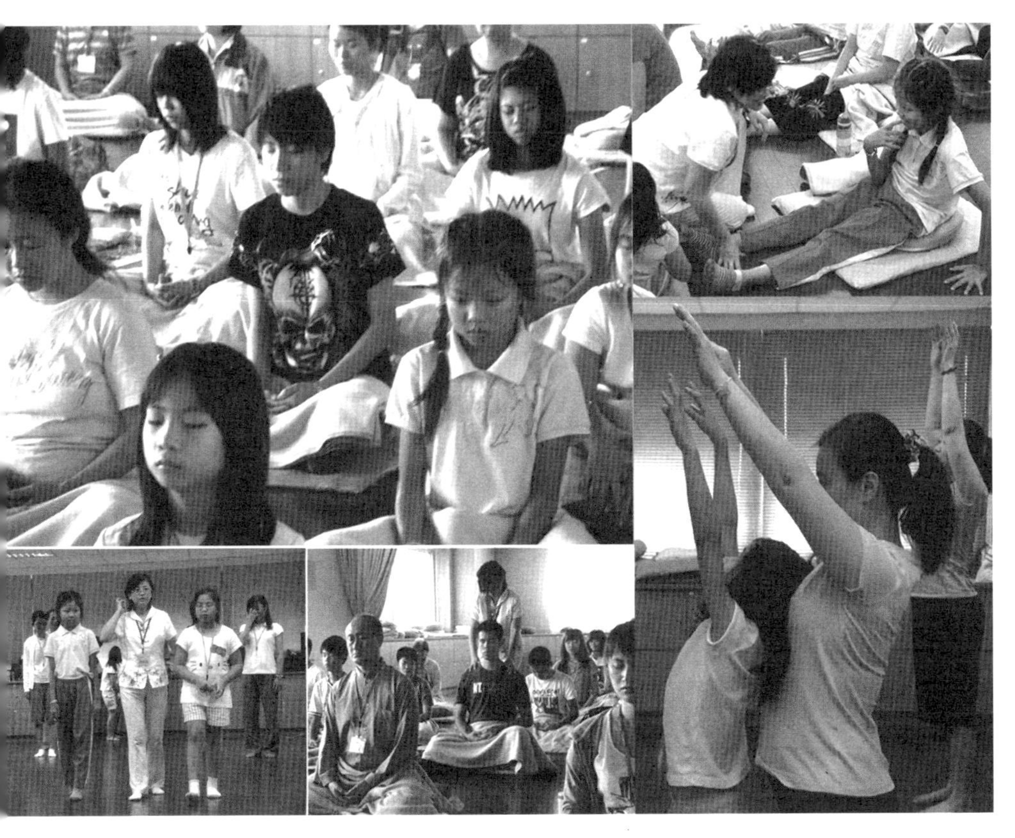

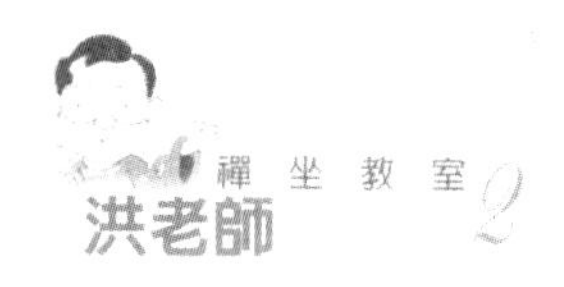


RELAXATION

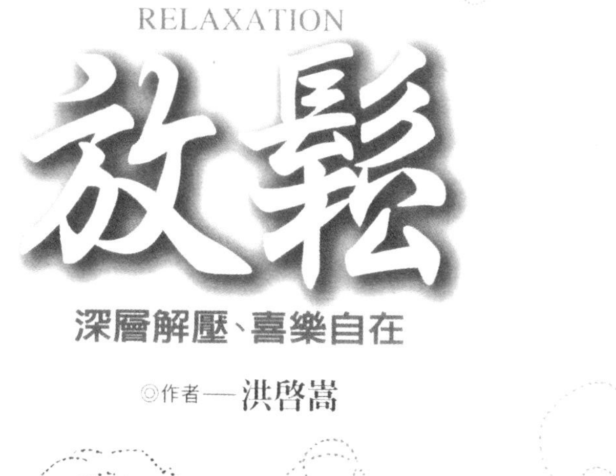


深層解壓、喜樂自在

◎作者—洪啓嵩

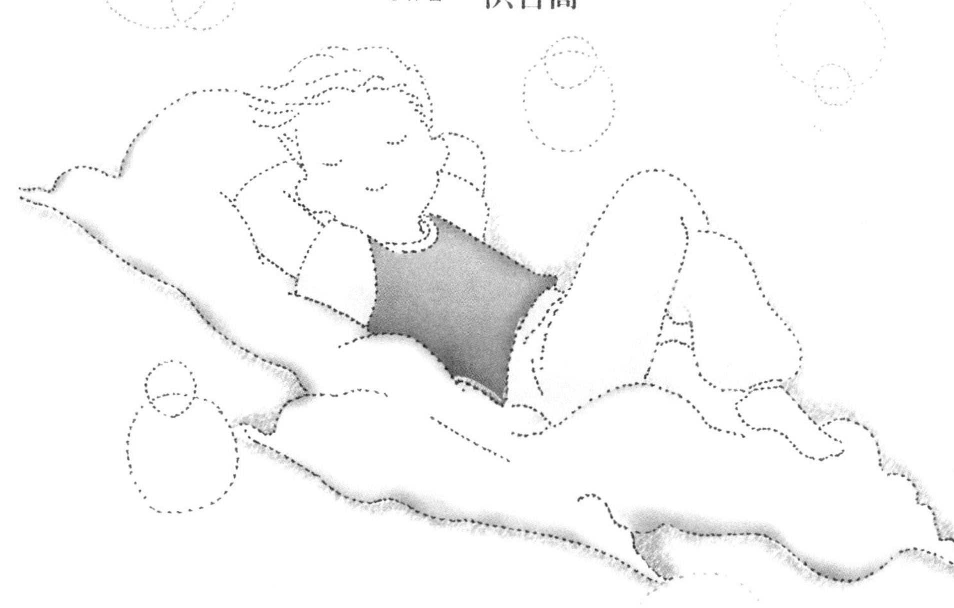

放鬆是根本解除壓力奇妙法寶，本書所教授的放鬆禪法，是依據宇宙與我們自身的地、水、火、風、空等五大元素的原理，所創發出的深層身心放鬆方法。能有效解除身心的緊張、壓力，提昇工作效率、決策能力，創造卓越EQ，並能徹底解除生命壓力根本來源，隨時隨地安住在放鬆的喜樂光明！

定價／250元

定價／250元

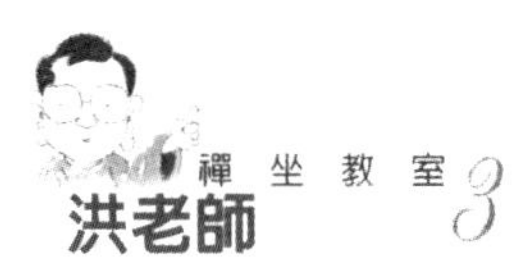


MIAODING GONG

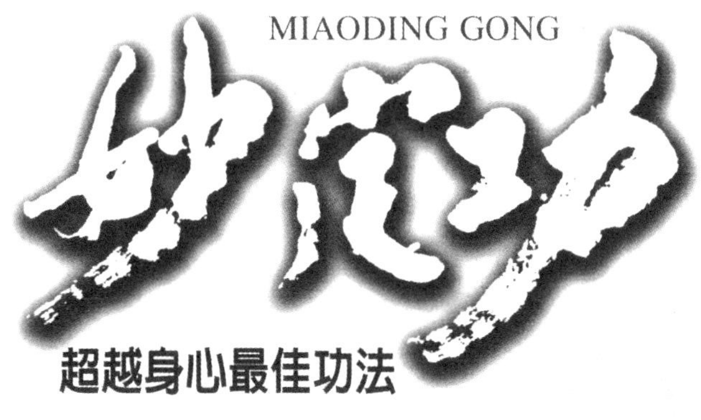


# 超越身心最佳功法

◎作者——洪啓嵩

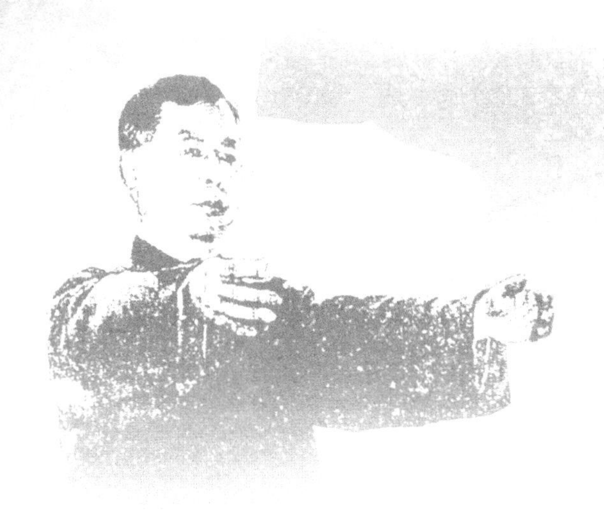

誰適合使用本書呢？如果您希望身體健康，又能修身養性，如果您沒有時間運動，夢想利用睡覺的時間運動；如果您家有希望長春長壽的銀髮族，或是正值發育的青少年；如果您希望身心氣脈修行圓滿；本書將為您帶來不可思議的驚喜！這套功法不但能使身心健康快樂，更能快速昇華到內在的覺悟、慈悲，是人類身心演化的大躍進！

定價／260元

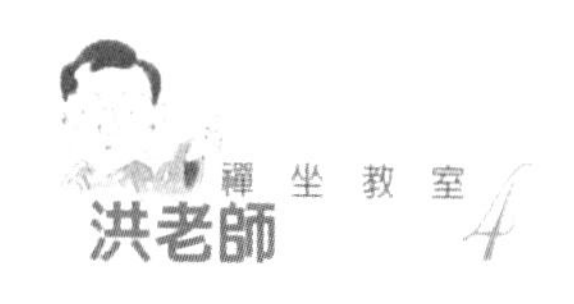


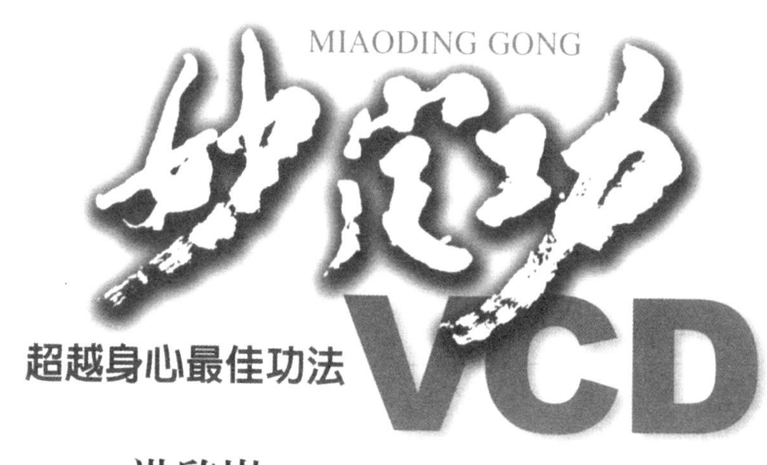


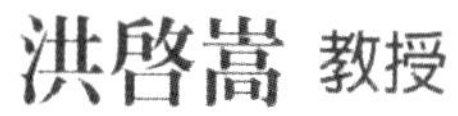


洪啓嵩 教授

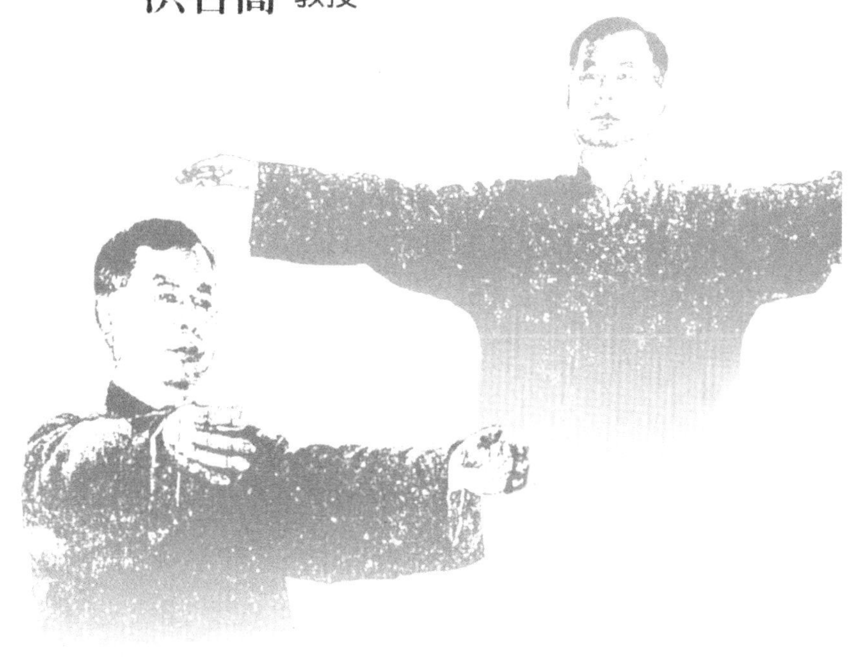

定價／295元

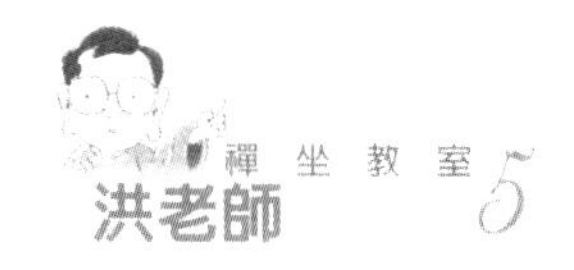


THE CH'AN OF SLEEPING

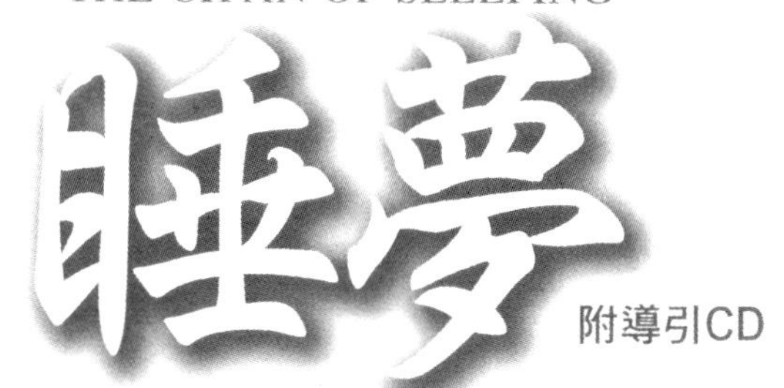


附導引CD

輕鬆入眠、夢中自在

◎作者──洪啓嵩

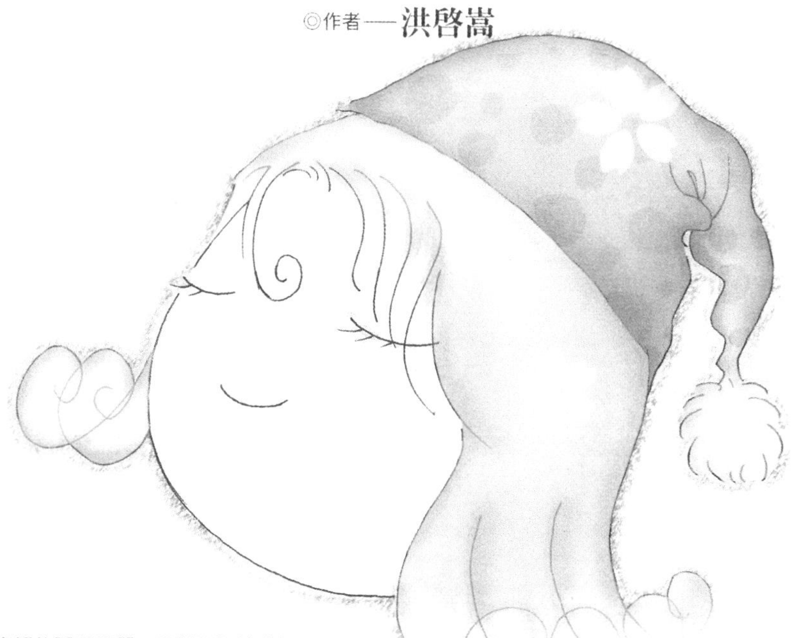

良好的睡眠品質，不僅可以讓我們的身心遠離失眠的困擾，更可以為我們的未來，加注更大的能量與潛力。本書所提供的睡夢禪法，是最根本有效解決失眠、惡夢等煩惱，不僅能增進睡眠品質，讓身心得到充分的休息與滋養，最後更能在夢中自在做主，馳騁於夢的世界，實現美夢的人生。

定價／240元

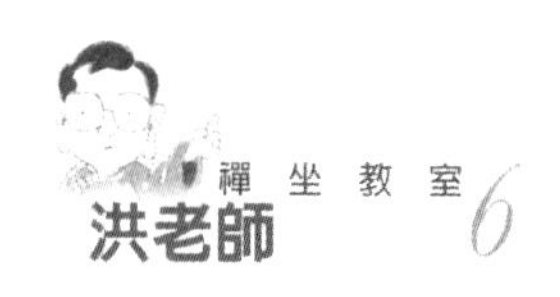


HARMONY

附導引CD

# 沒有敵者

## 強化身心免疫力的修鍊法

◎作者——洪啓嵩

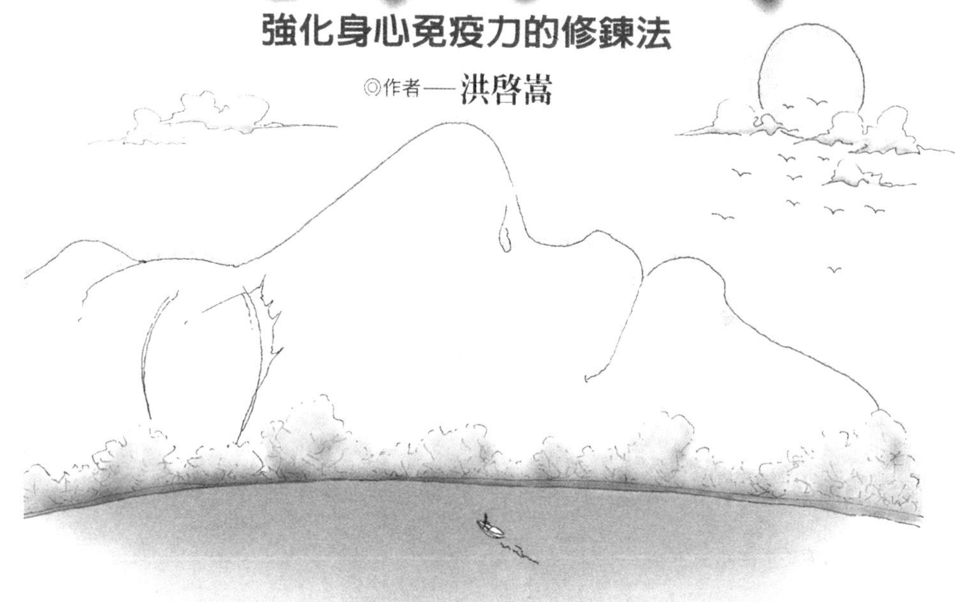

沒有敵者，是從自心到生命、宇宙全體的和諧，從自心、呼吸、氣脈、身體乃至外境，發生最深沉的和諧。本書以全體生命和諧共生的觀點，提出人類面對SARS，乃至所有已知、未知病毒時的另一種思考，及有效提昇身體、心靈免疫力的修鍊方法、幫助讀者從心深透到身，乃至整個外境，得到完全光明和最圓滿的和諧。

定價／280元

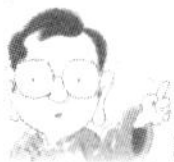

禪坐教室 7
洪老師

DREAM YOGA

# 夢瑜伽

附導引CD

## 夢中作主・夢中變身

◎作者——洪啓嵩

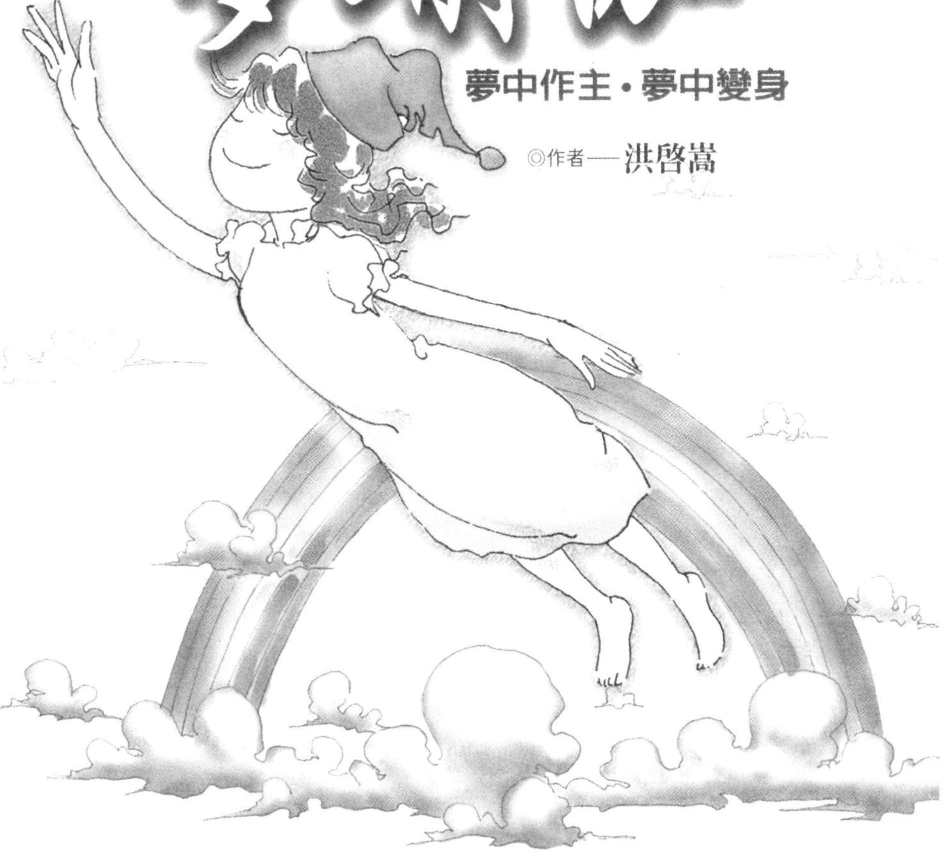

學習夢瑜伽，不僅昇華夢的品質，更可以揮別噩夢驚醒輾轉難眠的夜晚。掌握做夢的技巧，在夢中得到自在、自主，並能夠轉換身心、迅速增進生命能量，開創美夢人生的最高境界。

定價／260元

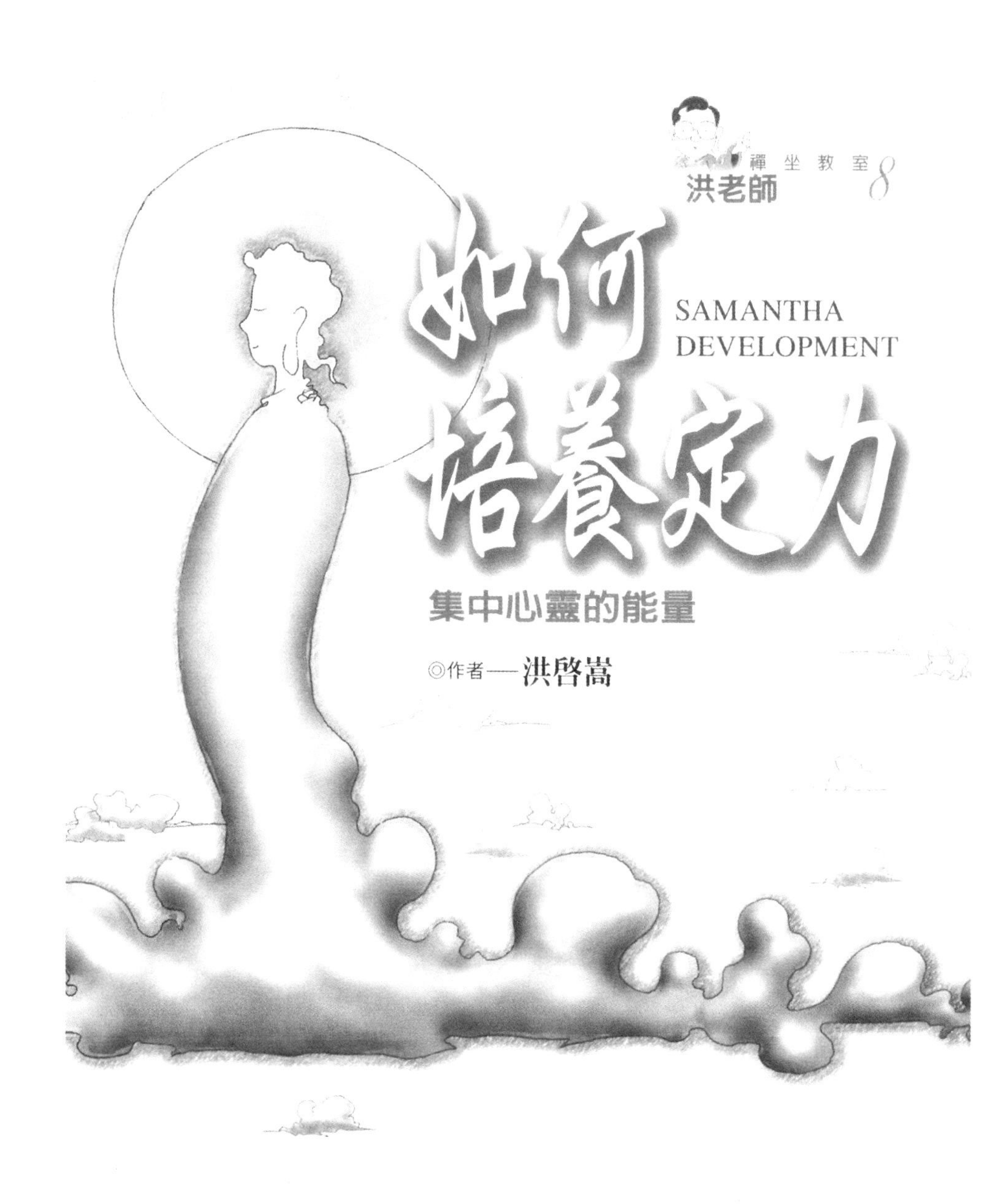
禪坐教室 8
洪老師
如何培養定力
SAMANTHA
DEVELOPMENT
集中心靈的能量
◎作者──洪啓嵩

當我們開始培養定力時，就開始從各種身心煩惱的束縛糾纏中，重獲覺醒與新生，增加身心的主控權，慢慢地，身心自然輕鬆安寧，產生空明喜樂，讓自性智慧光明自然顯現。

定價／200元

洪老師禪坐教室 1

**靜坐-長春、長樂、長效的人生**

Meditation

**作者**／洪啟嵩

**執行編輯**／蕭婉甄

**美術設計**／莊心慈

**插圖**／弓風

**出版者**／全佛文化事業有限公司

**地址**／新北市新店區民權路 95 號 4 樓之 1（江陵金融大樓）

**永久信箱**／台北郵政 26-341 號信箱

**電話**／（02）2219-6988　**傳真**／（02）2219-6989

**郵政劃撥**／19203747　全佛文化事業有限公司

E-mail：buddhall@ms7.hinet.net

http://www.buddhall.com

**行銷代理**／紅螞蟻圖書有限公司

**地址**／台北市內湖區舊宗路二段 121 巷 28 之 32 號 4 樓（富頂科技大樓）

**電話**／（02）2795-3656　**傳真**／（02）2795-4100

**初版**／2003 年 01 月

**初版五刷**／2011 年 10 月

**定價**／新台幣 200 元

ISBN／978-957-2031-23-0（平裝）

國家圖書館出版品預行編目資料

靜坐／洪啓嵩作；弓風插圖.　-- 初版. --
臺北市：全佛文化，2003[民 92]
面；　　公分. --（洪老師禪坐教室；1）

ISBN 978-957-2031-23-0(平裝)

1.靜態

411.15　　　　　　　　　　92000006

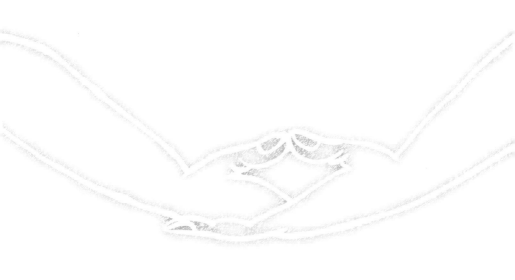

「洪老師禪坐教室」第一本「靜坐」，

提供了最佳的靜坐入門路徑，其內容涵蓋了：

●正確的靜坐觀念

●靜坐的環境與準備工作

●靜坐安心的方法

●配合靜坐的運動與按摩

●靜坐常見的問題與解答

內容深入淺出，並有詳細圖解，

是所有想認識靜坐、學習靜坐，

想以靜坐改善身心者必備的學習寶典！

ISBN 957-2031-23-6
9 789572 031230
NT$200